要は「足首から下」
～足についての本当の知識～

水口慶高・著 Yoshitaka Mizuguchi
木寺英史・監修 Eishi Kidera

JIPPI Compact

実業之日本社

はじめに

著者・水口慶高

足が変われば体と運動が変わる

私が「足」に関わり始めたのは、自分自身のケガがきっかけでした。

スノーボードインストラクターのキャリアの中で、長年酷使し続けたあげく、右ヒザを痛めてしまいました。日によっては足を地面に着いて歩くのもたいへんなくらいに悪化し、ＭＲＩで精密検査を行なったところ、半月板の一部が断裂しているという診断結果でした。そして、内視鏡による手術を受けることになったのです。この時私は術前、術後において患部をケアするためにテーピングを施したり、サポーターを使ったりとケガをしたヒザまわりにいろいろなアプローチを試みましたが、うまくいきませんでした。

試行錯誤をくり返す中で、ある時「土台（足）がおかしいんじゃないか？」と思い立ち、足元を改善していく発想に切り替えました。そこで出会ったのがカカトの周辺の骨格バランスを整えるというコンセプトのインソール（靴の中敷き）でした。使用することで劇的に回復し、さらに日常的な動作自体が自然と変化したことに驚き、その時に初めて「足が変わると、体と運動が変わる」という実に刺激的な経験をしたのです。

その後、足部（下肢）のバイオメカニクス（生体力学）および機能的医療用足底板（治療用の靴の中敷き）の勉強をさせていただく機会にも恵まれました。あわせて「歩く」、「走る」というベーシックな動作を基軸に、本来の「足」の構造や仕組みが適正に機能すれば運動自体にどのように波及していくのか、反対に姿勢や運動が「足」の構造や仕組みにどのように影響を及ぼすのかを探究していくようになりました。

本書では外反母趾を取り上げていますが、この障害についても足だけで問題が起こっているのではないのです。そもそも拇指の問題ではなく、足全体の構造上の問題と、歩行をはじめとした動作上の問題が相まって発症する障害なのです。一般的には靴の問題がクローズアップされますが、裸足で暮らす人々の中にも外反母趾を患っている人が存在するということを知りました。

足と体の関係性を考察、実践するうちにウォーキングやランニングをはじめとしたさまざまなスポーツの指導法や医療現場での「足」へのアプローチに疑問を持つようになりました。多くの矛盾する点が垣間見えてきたのです。

悶々とした中で、自分なりにその疑問を打開するための思案に暮れていた頃、この本の監修者である木寺先生、関西大学の小田伸午先生、五体治療院の小山田良治先生の3人が構築した「常歩《なみあし》」という考え方に出会いました。交流の中では、身体動作に関するたくさんのヒントをいただくことができました。

常歩の考え方は二軸動作、四肢の外旋力、屈曲感覚など、一般的な身体動作の指導方法とは正反対のことばかりでした。しかし「足」の構造と機能、そして体との関連性を整理していくと見事に合致していきます。私が日ごろから疑問に思っていたことが確信に変わる瞬間でした。

動作指導に携わるようになり、多くのアスリートの「足」の問題とも対峙してきましたが「足」の環境を改善することで劇的に身体動作に変化が起こることもあれば、変化はあるが競技では期待している動作環境に到達できていない場合もありました。そのような時に常歩の考え方を実践したところ、ものの見事に功を奏し、納得のいく成果を得ることができました。しかし、同時に「足」のアライメントが崩れてしまっていることで、どんなに有効な動作であっても、その動き自体が作れない人たちがたくさんいるということに気付いたのです。

つまり、足の構造上の問題が、想像以上に全身に波及してしまっているということに気付いたのです。

ここ数年、理学療法士のみなさんと深く関わるようになったことで、数多くの新しい発見がありました。縁あって、非常に先進的な発想で理学療法に取り組んでいらっしゃるふたりの理学療法士と共に、足部セミナーを展開させていただく機会を得ています。この関わりの中でも、足に限られた障害だけではなく、体全体の問題として足部にアプローチすることが、大変有効であるということを実際の臨床の現場で確認することができています。治療の分野でも私が学んできたことの有用性を確認することができました。それと同時に、旧態依然とした足底板治療に代表される一般的な足部治療が抱える問題についても考えさせられる現実を目の当たりにしています。

本書では、このようなバックグラウンドの中で培った私自身の経験を基に、足と体の関係性を掘り下げていきます。すべてがエビデンス（科学的根拠）に基づくものばかりではありませんせん、むしろ、動作指導の現場や治療の現場などで、人の体や身体動作に現れる現象に真摯に向き合あった結果、得ることができた情報を第一の指針とさせていただきます。その上で、常識にとらわれず自由な発想で多くの仮説をたてて論じていきます。

読者のみなさんがこの本を読み進んでいく中で大切にしていただきたい評価基準があります。それは「腑に落ちるかどうか」です。本の内容を自分の経験や体の状態に当てはめ、本当であるかどうかを計る尺度としてお使いください。本書ではたくさんの体感テストや実験を用意しています。楽しみながら読み進んでください。

では「足についての本当の知識」をお伝えしていきましょう。

はじめに

監修・木寺英史

「正常な足」から身体動作をみる

私は「身体動作学」を専門にしています。合理的な「動作」を生み出すための「からだ」のメカニズムを探ってきました。その研究から、現代人は「からだ」のつかい方を大きく変化させてきたことが分かってきました。

剣豪として知られる宮本武蔵が、その名著「五輪書」の中で興味深いことを記しています。「体の運用（足さばき）」について、「きびすを強く踏むべし」と書いています。「きびす」とはカカトのこと。当時のカカトは、現在のように足の最後部の狭い範囲をさすのではなく、後足部の広い範囲を示していました。「きびすを強く踏むべし」とは、足裏全体を接地させることを教えていたと考えられます。この「体の運用」は今でも能などの歩き方に受けつがれています。

しかし、現代人の動き方は違います。とくに、戦後の日本ではスポーツや武道において「前足部」や「拇指球」に体重が乗るようにして動くことが良いとされてきました。「拇指球」で地面を蹴って動くように指導されてきたのです。ご存知のように「拇指球」とは足裏の親指の付け根付近の盛り上がったところです。いかがでしょうか。歩く時にも「拇指球」付近で地面を蹴るようにすることが正しいと信じている方は多いのではないでしょうか。また、「拇指球」で蹴るために「ヒザを絞れ」という指導もなされてきました。両ヒザを内側に絞っておくほうが「前足部」や「拇指球」を有効に使えると考えられてきたのです。

これらの違いは、動きだけではなく「姿勢」にもみられます。たとえば、来日した外国人の多くが、日本人女性の「立ち方」を奇異に感じるそうです。多くの若い女性がツマ先を内側に向けているからです。いわゆる「内股」です。この「立ち方」はアジアでも日本人女性に顕著にみられる傾向です。最近では、女性向け雑誌などで特集が組まれ、足先を内側に向けた「かわいい立ち方」などが紹介されています。この「立ち方」は、女性らしさの表現方法として習慣化してきました。多くの女性が幼少のころから「足先を閉じなさい」と言われて育つのかもしれません。また、まわりの大人を真似るのかもしれません。ところが、本来、日本人女性は「内股」ではありません。明治中期ごろまでの日本人女性の写真をみると、ほとんど「内股」にはなっていないのです。足先は外を向いています。そして、ツマ先を閉じたのは女性だけではなく、男性も「内股」の傾向を強くしました。

近年、このような「内股」は、スポーツなどの上達の妨げになるだけでなく「からだ」に多くの障害を生じさせることが分かってきました。女性の年配者に、足だけではなく、ヒザや腰などに障害をかかえる方が多いことも、この「内股」の傾向と関係があるのです。逆に、ツマ先とヒザを開き、足裏のカカトや小指側（アウトエッジ）に体重がかかる「立ち方」がいいことが分かってきたのです。このような立ち方を「外旋立ち」といいます。股関節が外旋（外側に回る）している「立ち方」という意味です。そして、この「外旋立ち」は元来日本人が得意とする「姿勢」であったようです。

それでは、なぜ現代人は、「前足部」や「内股」で立ったり動いたりする傾向に変わったのでしょうか。それは、私たちの足が変わってしまったことも原因のひとつと考えられます。

明治後期まで、私たち日本人は、「草履《ぞうり》」や「草鞋《わらじ》」、さらには「足半《あしなか》」などを履いて生活してきました。江戸時代、幕府の文書を運んだ継飛脚《つぎびきゃく》は「足半」を履いて江戸と京都（約500キロ）を60時間で移動したといわれています。いっぽう現代に生きる私たちは靴を履き、乗り物で移動します。この環境の変化は少なからず、問題を抱える現代人の足や体の状態に影響を及ぼしているのでしょう。

また、武術の各流派には優れた身体技法が伝えられています。それらに多少の誇張があることを割り引いても、昔の日本人は現在では想像できないような身体動作を身につけていたようです。そして、それらの身体技法を支えていたのが「正常な足」なのではないでしょうか？

さて、現在では「正常な足」の機能を失ったことを基準として、さまざまなことが語られています。「前足部」や「内股」で立ったり動いたりすることが推奨される傾向もその一例です。そして、正常な機能を失った足の代表が、下腿（足首からヒザまで）が内旋する「過剰回内（オーバープロネーション）」という状態です。踵骨《しょうこつ》と距骨《きょこつ》の位置が正常でないために下腿が内側に回旋してしまうのです。この「過剰回内（オーバープロネーション）」の状態のままでは、合理的に「からだ」を動かすことができません。多くの現代人がこのような「異常な足」のまま生活しています。

それでは「正常な足」を取り戻すためにはどうすればいいのでしょうか。そして、その「正常な足」からどのような動作が生まれるのでしょうか。本書では、長年多くの方々の足を観てこられた水口慶高氏が、その「正常な足」とそこから生まれる動作に言及しています。また、現代人の「異常な足」が作り出すさまざまな障害についても詳細に述べています。足に悩みをかかえるみなさん、また、さらに高いパフォーマンスを発揮しようと考えているスポーツマンのみなさんに手に取っていただきたい内容です。本書は「正常な足」とそこから生まれる身体動作について言及さえている唯一の著作だと思われます。まさしく、足についての「本当の知識」が書かれています。ぜひ、この本をご参考に、有意義な人生をお送りください。

最後になりましたが、素晴らしい本書の監修に携わることができましたことを心より感謝いたします。

True knowledge about feet

CONTENTS

要は「足首から下」

～足についての本当の知識～

CONTENTS

True knowledge about feet

CHAPTER 5

ランニングブームと足の問題

True knowledge about feet
CHAPTER 6

「足」と「体」……おまけの話
「左足と右足の不思議」・「足」とアンチエイジング？

装幀　杉本欣佑
本文デザイン&DTP　若松隆

True knowledge about feet

CHAPTER 1

「本当の」足の話

「足」はただのかたまりではない！その緻密構造と働き

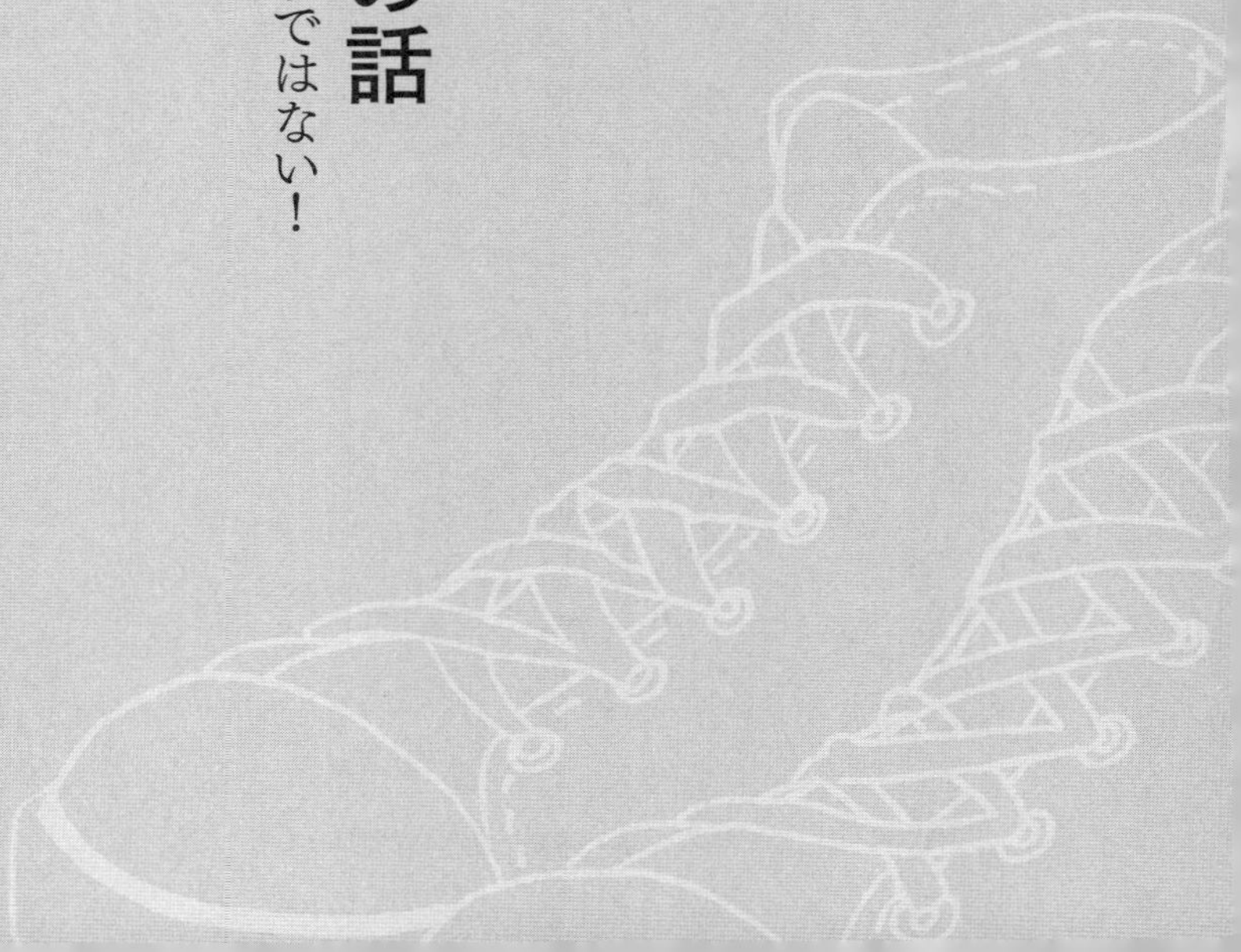

True knowledge about feet
CHAPTER 1

足は精密機械

この本の主役である「アシ」は足首から下、解剖学的には「足部」と言われているところになります。そして、漢字では「足」と表します。同じ「アシ」でもスネやふくらはぎ、そして太腿《ふともも》などは「脚」という字を使っていきます。また「足」と「脚」の違いとあわせて、文脈の前後の流れでヒザから下の部位を「下腿《かたい》」、腰から下を「下肢《かし》」と表す場合もあります。まずはこちらを覚えておいてください。

さて、みなさんの足はいったいどのような構造になっていると思いますか？　それを語るうえでまず着目したいのは足の骨組みです。人間の体のほとんどは構造的な土台といえる「骨格」というものを有しています。足も同様に骨組みに肉付けされているわけです。

足の骨組みの特徴は、その精密な構造にあると言えるでしょう。片方の足だけでも28

個（**写真1**）もの骨で構成されており、全身の骨の27％は両足にあります。骨があるということは骨と骨の間には「関節」が必ずあり、この関節のひとつひとつに「動く」という「仕事」があります。

この本では、これほど緻密な構造の足がどのような仕組みを持ち、どのように働くのかということを「体」との関係性と照らし合わせながら掘り下げていきたいと思います。また、足の状態の良し悪しが「外反母趾」などの足におこる障害にどのようにかかわっているのか？　また「姿勢」や「運動」など全身のコンディションに大きな影響を及ぼしている現実なども紹介していきます。

まずは、**写真2**をご覧ください。いわゆる、偏平足です。これは「土踏まず」と言われる足の内側にあるアーチ状の部位が、立っているだけですべて床についてしまっている状態です。「土踏まず」というくらいですから、本来であればここは床との間にすき間が生じるようにできています。また、一見「土踏まず」がくっきりあるように見える足でも偏平足と同様の問題を抱えている「隠れ偏平足」のような足の状態の人も少なくありません。

では、この状態の足の骨組みがいったいどうなっているのか、ということを解説していきましょう。先に説明したように足はたくさんの骨で構成されています。そのたくさんの骨はひとつひとつがさまざまな形をしているのですが、隣り合う面同士がかみ合うようにできています。いわゆる関節をなしているわけです。もちろん、その中には動きやすい関節や安定感を作るためにがっちりロックしやすい関節などいろいろあるのですが（詳しくは27ページで紹介する「柔らかい足と硬い足」で解説）、偏平状態の足はたくさんの骨の結束がとても緩くなっている状態（**写真3**）、つまり、骨がしっかりと組みあっていない不安定な状態で全身を支えているということになります。

本来であれば全体重を支えるのに大きな力を発揮する足ですが、この状態ではただ単に「立つ」という行為ひとつをとっても、足の骨格構造を十分に機能させることができていないのです。当然、筋肉や腱、靭帯などには大きな負担がかかり、障害や疲れ、パフォーマンスの低下などにつながっていきます。「歩く」「走る」「飛び跳ねる」など運動のスピードや量が増すごとに、何倍もの負荷がかかってしまいます。このことから「足の骨組みの崩れ」が引き起こす体へのリスクの大きさは、容易に想像することができるでしょう。

写真1

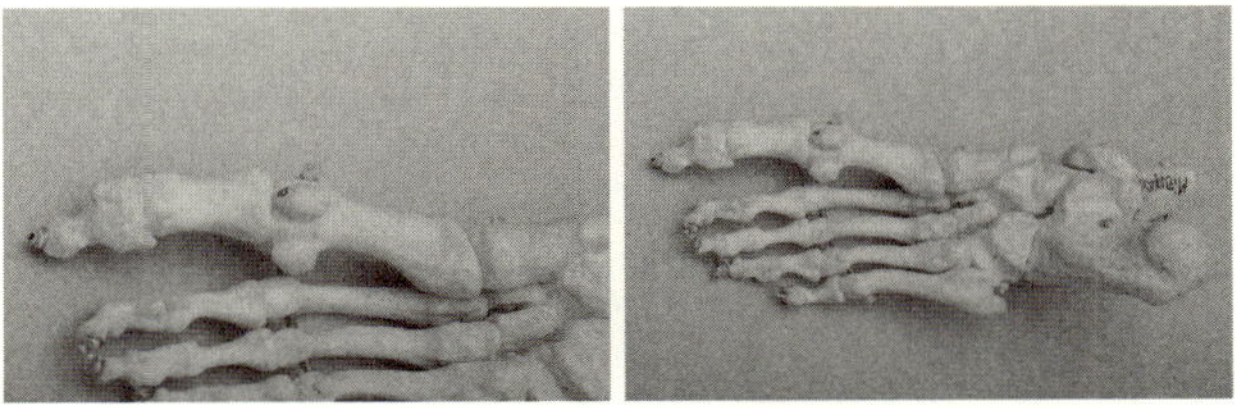

足の骨の数は片方で28個。種子骨（写真左：拇指球にあるふたつの小さな骨）を含めて28個と表現される時もある。全身の27%の骨が両足にあるのだ

写真2

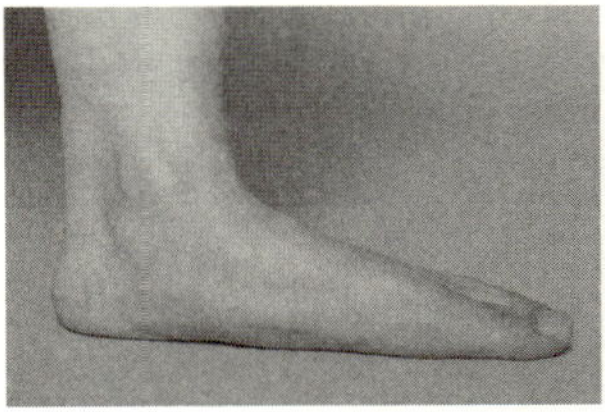

写真3

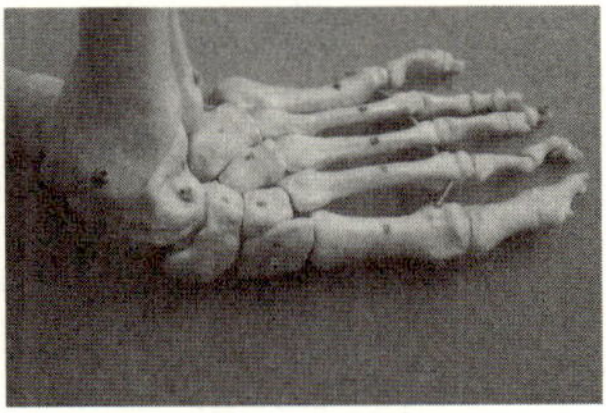

写真2の偏平足は、写真3のようにたくさんある骨の結束が緩んでいる不安定な足

イラスト1

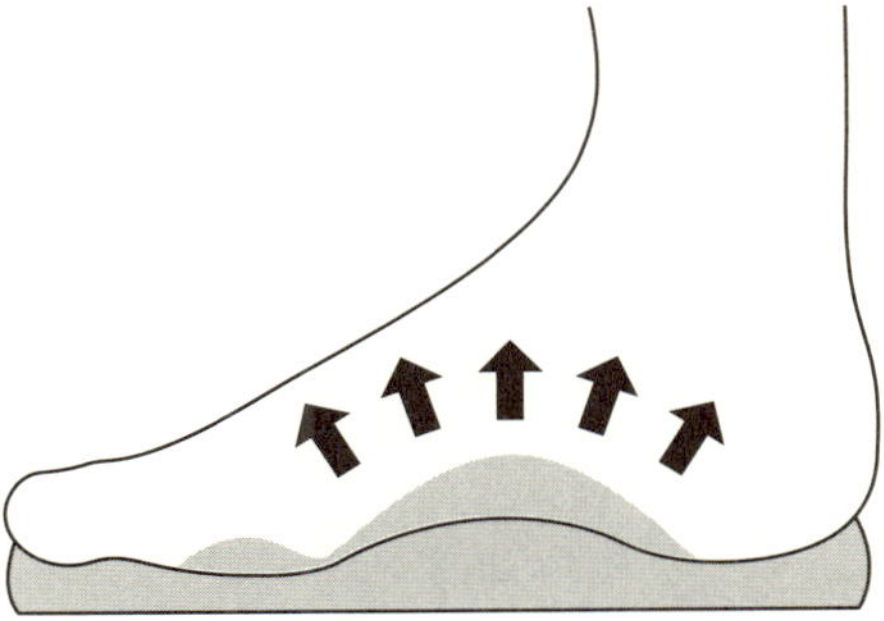

従来施されてきたアーチサポートは足にとって本当にいいこと?

人はそのリスクに対してさまざまな対処をしてきました。実は100年以上も前から、足に対する問題意識は履物やそれに付随するアイテムに反映されていたのです。『土踏まず』がつぶれてしまうことはよくない」ということは昔の人も気づいていたようです。そこで「足の裏から崩れた土踏まずを持ち上げる」（**イラスト1**）というひとつの方法が広がってきました。

海外の老舗の靴メーカーが土踏まずを持ち上げるフットベッド（靴の中敷き）を制作し、靴に入れて売り出したのもこの頃のようです。そして、その手法と考え方は今でも広く受け継がれており、日本国内では一般的な価値観として商品化されたり、医療の現場において処方されたりしているのが現状です。

しかし、足のバイオメカニクス（生体力学：体の仕組みや働きを力学的に探究・応用する学問）という分野で表されている足の仕組みと働きに関する解説や、著名な歩行解析の文献などで語られる理論体系などをよくよく照らし合わせていくと、100年以上もの間、変わることなく受けつがれてきた足へのアプローチや考え方との矛盾が生じてくるのです。

これらのことを考えていくと……専門的な分野において明らかになっている事実が実

は、足の環境をよくするために身につける物や、足に関わる治療手段のすべてに反映されているわけではないということが想定されるわけです。たとえば、足の仕組みと働きを整理していくと「土踏まずを直接持ち上げることは足にとって本当にいいことなのか」という疑念が浮かんできます。一般的な言葉の概念としても「土踏まず」という呼び名の部位を持ち上げるということは「土踏まずを使って積極的に踏ませる行為」ともいえるわけです。屁理屈のように聞こえるかもしれませんが、当たり前のように思われている一般常識にも疑問を投げかけることから本当のことを探求する作業が始まります。

このように、この本の中では今まで常識と思われていたことについても、鵜呑みにすることなく検証し考察していきたいと思います。

さて、「偏平足」の解説をする中で私たちの足が実はたいへん緻密で複雑な構造になっていることをお伝えしました。しかし、足を取り巻く環境は、その精密機械のような足の仕組みを本当に考慮した施しをしているのか？　ということに目を向けていく必要があります。

偏平足はただ単に「足」というひとつの「塊《かたまり》」がつぶれてしまったわけではないので

す。片足で28個もの骨と30を超える関節を持つ複雑な構造体が、何らかの理由で骨同士の結束を緩めた結果、あの足の形状ができたということになります。そこには、「足」だけを考えていては絶対に解決できない法則が存在します。体との関係です。足は足首を介して脚、そしてその上の部位へとつながっていきます。これからは、全身のすべての部位が影響を受け合いながらそれぞれが機能しているという、絶対的な法則を大前提に「足」と向き合っていきましょう。

そして、ちまたにあふれ返る「足」に関する多くの情報をあらためてニュートラルな感覚で受け止めて、これから紹介する極めて信憑性の高い「足の話」と照らし合わせながら、何が本当で何が間違っているのかということからも目をそらさずに、検証していきたいと思います。

次のページからは、足のもっとも興味深い機能のひとつを紹介していきます。その「仕組みと働き」を知ることで、体との関係性が理解できるようになるはずです。自分の「足」と「体」を使ってひとつずつ確認していきましょう。人間の体の不思議を楽しみながら読み進んでいってください。

True knowledge about feet

CHAPTER 1

柔らかい足と硬い足

前項で「足は精密機械」という話をしましたが、私たちはその複雑な仕組みを使ってどのように生活しているのでしょう。ここでは、「歩く」というもっともベーシックな動作の中で足がどのように機能しているかを紹介していきましょう。

歩行時に足が地面に接地する瞬間から地面をツマ先が離れようとする瞬間までを片方の足で観ていきます（**イラスト1**）。歩行において接地する時、足には体重の2倍ほどの負荷がかかると言われています。その負荷を処理する仕組みを「衝撃を和らげる」という意味で「衝撃緩衝（吸収）」といいます。ここでみなさんにイメージしていただきたいのですが、ド～ンと強い衝撃が地面から突き上げてきた時に「足」は柔らかいほうがいいですか？　それとも、硬いほうがいいと思いますか？　このような質問をした時、ほとんどの人が「柔らかいほう」と答えると思います。では、接地した後に全身で足に

イラスト1

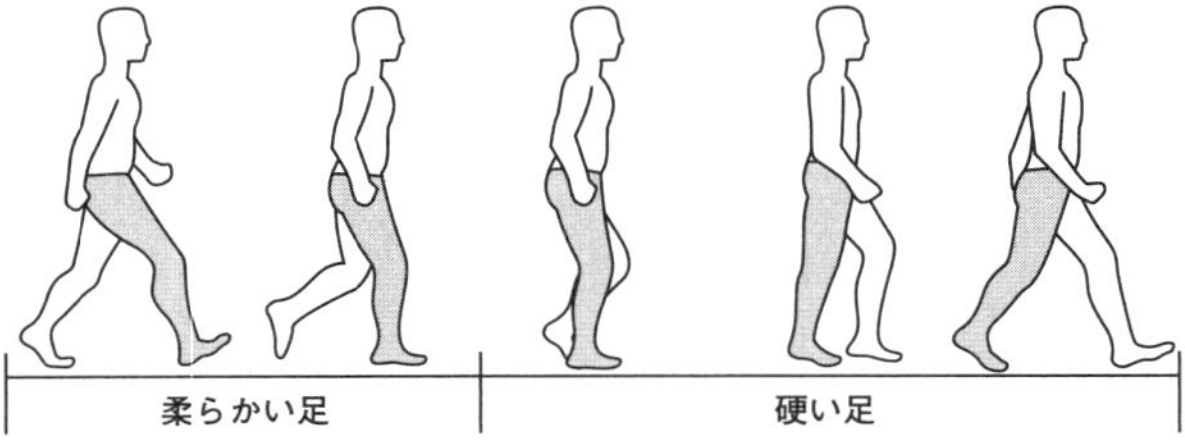

足は接地時に衝撃を和らげるため、瞬間的に柔らかい状態になる。そして、足に乗り込み、推進運動をスムーズに行なうために、接地した直後から足は硬い状態に変化する。その状態は地面から足が離れ、次の接地の瞬間まで続く

乗り込み蹴り出すという作業に移行するわけですが、ここでも考えてみましょう……ふにゃふにゃの柔らかい足で全身を支えて前方に送り出すというのは理にかなっていないということがイメージできると思います。つまり、接地時の足は柔らかく、蹴り出す時の足は硬いほうがいいわけです。

人間の足は、このまったく異なるふたつの役割を「緻密な構造と機能」で自在に変化させることができるのです。今まで、自分の足にそのような仕組みが備わっているとは思いもよらなかったはずです。では、「柔らかい足」と「硬い足」はいったいどのような状態で、いかにしてその変化が生じるのかを解説していきます。実際に足を動かしながら確認してみてください。

「柔らかい足」の状態は、すでに偏平足のくだりで説明いたしましたが、たくさんの骨の集合体である足がその結束を緩めた状態。接地時には足があえてひしゃげた状態になることで衝撃を緩衝するのです。ただし接地する前にひしゃげた状態では衝撃緩衝はうまくいきません。「これから接地する」という足は、骨同士の結束が強い状態「硬い足」でなければならないということです。平らなものが平らなまま地面に打ち付けられるよりも、丸みを帯びた形状のものが平らにつぶれていくほうが強い衝撃をより和らげる効果があるのです。では、みなさんの足で検証してみましょう。まずは足を宙に浮かして、足の幅や土踏まずはどれくらいあるかなどをチェックしてください。次に、その足を地面に下ろして乗り込んでみてください。そうすれば足が平らにつぶれていく様子が確認できるはずです（**写真1－1**）。足長は無荷重時に比べ、荷重時には5ミリ〜1センチ伸びると言われています（**写真1－2**）。

ここまでで「足がたわむ」という仕組みは、人間が持つ優れた衝撃緩衝システムのひとつだということは理解できたと思います。

接地時の足の仕事がイメージできたところで次はいよいよ、体幹が乗り込んだタイミ

写真 1-1

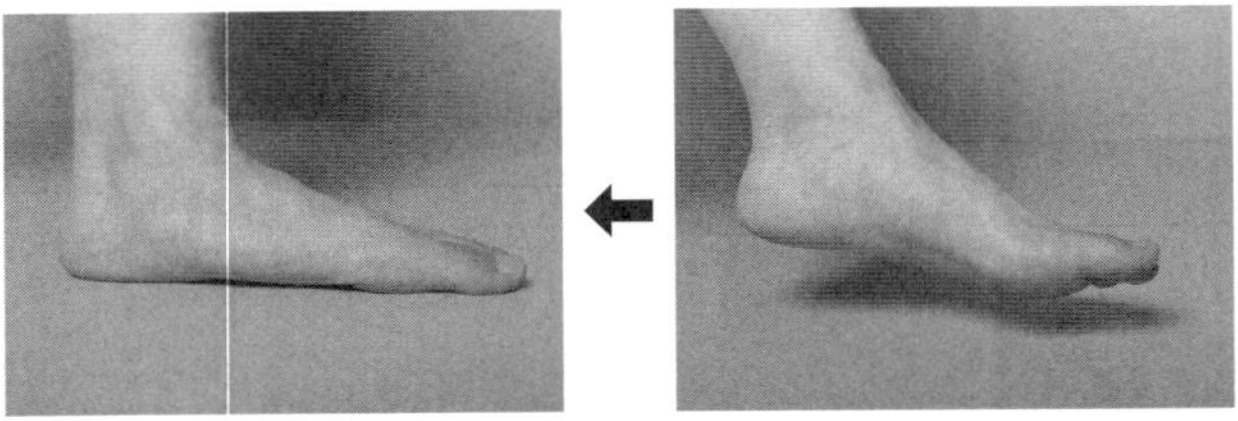

靭帯や筋腱の力によって、骨同士の結束を強めている足が接地し、荷重していくとつぶれていく。「硬い足」→「柔らかい足」に変化することで衝撃を緩衝する

写真 1-2

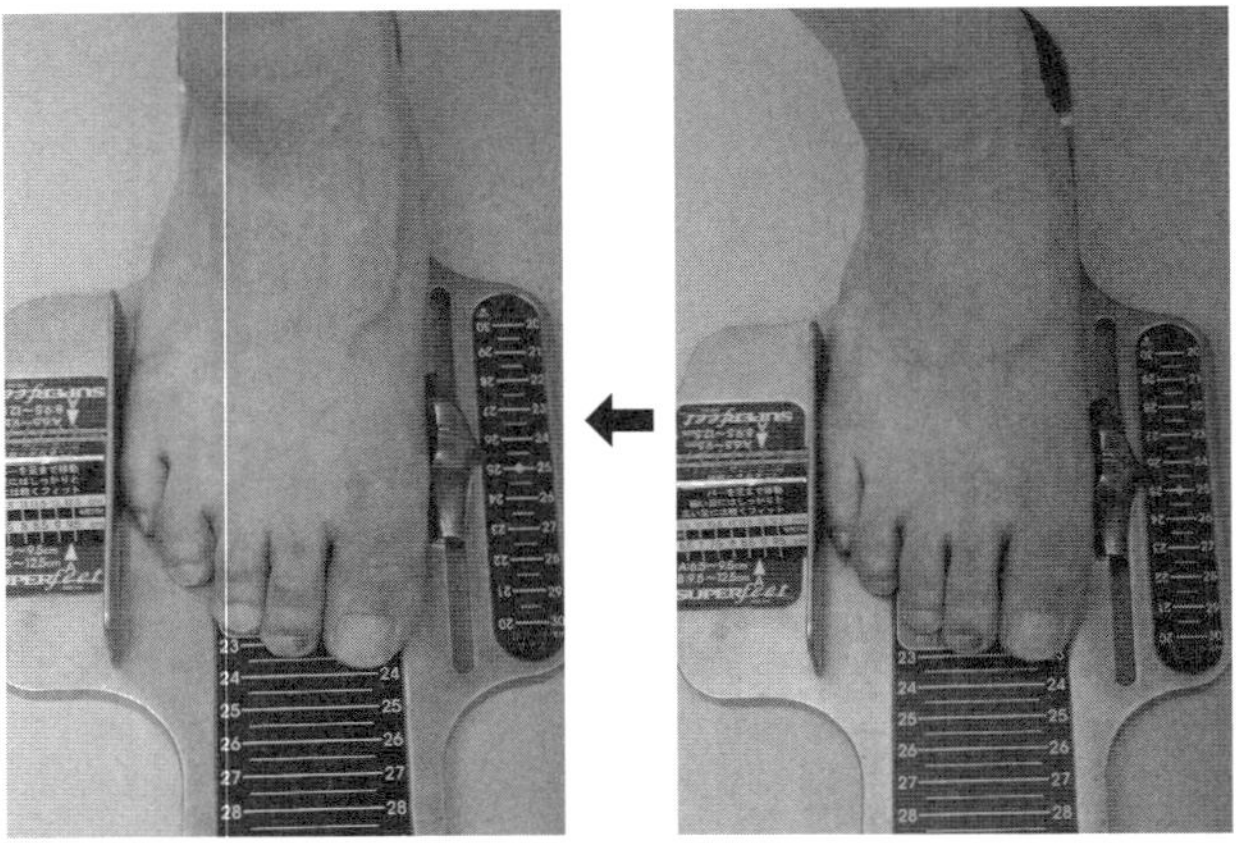

荷重時（無荷重時にくらべ荷重時は足長も足幅も広がる）

無荷重時（計測器にふれているだけ）

ングから蹴り出す時に必要な「硬い足」の出番です。荷重してたわんでしまった足にさらに乗り込んでいくわけですから、普通に考えると「さらにつぶれていくのでは?」と考えてしまいます。実は、ここからが足と体のコラボレーションがもっとも顕著に表れる部分です。一緒に行なってみましょう。

片方の足を軽く一歩前に出し、荷重した状態でヒザを外側に回してみます（外旋）。先ほどと同じように、足幅や土踏まずの高低をチェックしてみください。足幅や足長は縮まり、土踏まずが作るアーチは高くなっていくはずです（**写真2－1**）。この時、足裏に感じる圧力は足の外側にシフトしています。今度は逆です。外側にヒザを回した位置からゆっくり内側に回して（内旋）みてください。足が平らになっていく様子が見て取れるはずです。つまり、先ほどとは真逆の状態を現すということになります。この時、地面からの圧力を足の内側に強く感じるはずです（**写真2－2**）。ここで覚えておいてほしいのは、上から重さがかかっても足首の関節でつながっているスネが外旋すれば骨の結束が強まり、足内側にはしっかりしたアーチ形状が現れ、剛性の高い「硬い足」を作ることができるのです。実によくできたこのメカニズムは、私たちのあらゆる動的なシ

写真 2-1

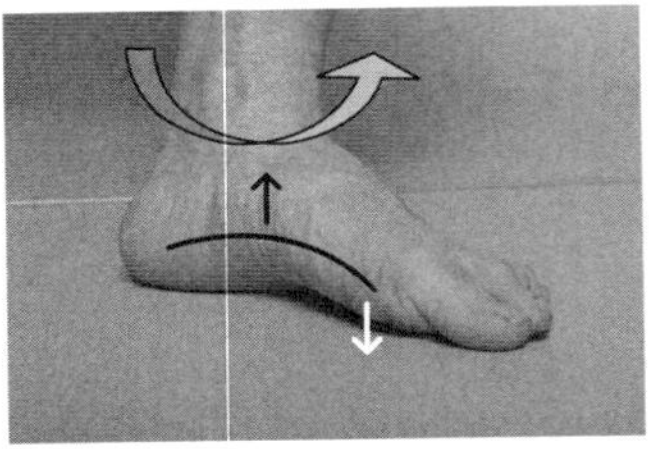

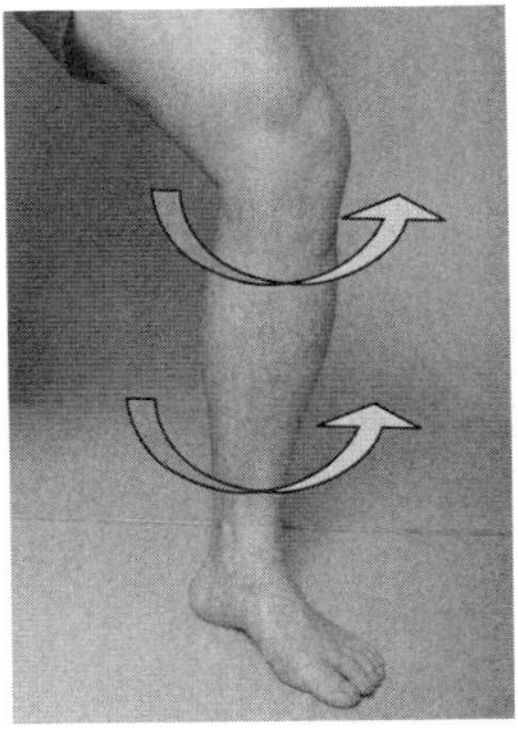

スネを外旋させると足の骨は結束を強め、
高いアーチを形成して「硬い足」になる

写真 2-2

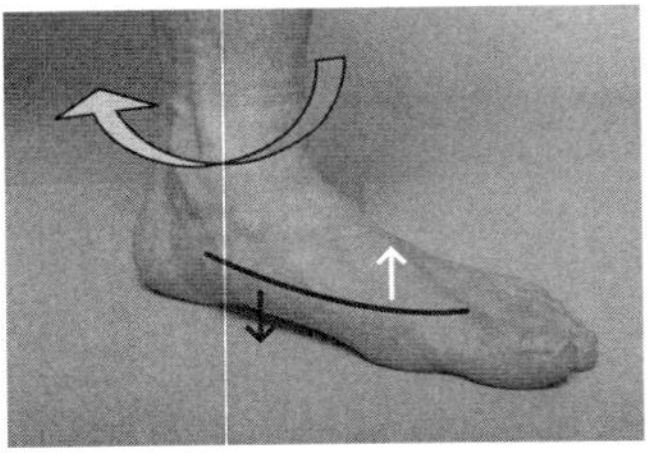

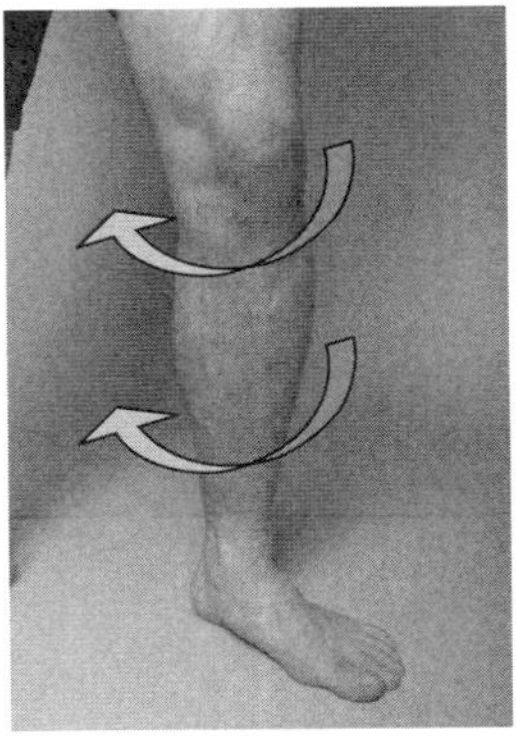

スネを内旋させると足の骨は結束を緩め、
アーチが低くなり「柔らかい足」になる

チュエーションでその力を発揮できるように準備されているのです。

みなさんも、日常での動きや身近なスポーツのステップワークなどにあてはめてイメージしてみてください。足のツマ先に対してヒザが内側に向いていると足は柔らかくなり、骨格の組み合わせは不安定に、ヒザが外を向いていると足は硬くなり安定します。柔らかい足と硬い足は本来であれば適材適所で機能するようにできています。しかし、間違った体の使い方や、必要な機能を発揮することができない足の問題をかかえていたりすると、足や体の不具合を引き起こす要因にもなることがあります。「柔らかい足」と「硬い足」は動きの中で自然と現れます。走歩行時は接地時に足はたわみ、自然とスネを内旋させ、全身での衝撃緩衝を導き出します。その直後、荷重したまま「硬い足」に切り替わっていくのですが、その仕組みを解説していきましょう。

接地と同時に反対側の宙に浮いている脚が前方に振り出されるのはイメージできると思います。その時、腰も**イラスト2**のように接地足側に回ってきます。回旋動作が接地足側の腿やスネを順番に外旋していき「硬い足」を作っていきます。これは二足歩行に進化した人間が手に入れた至高のメカニズムと言っていいでしょう。

イラスト2

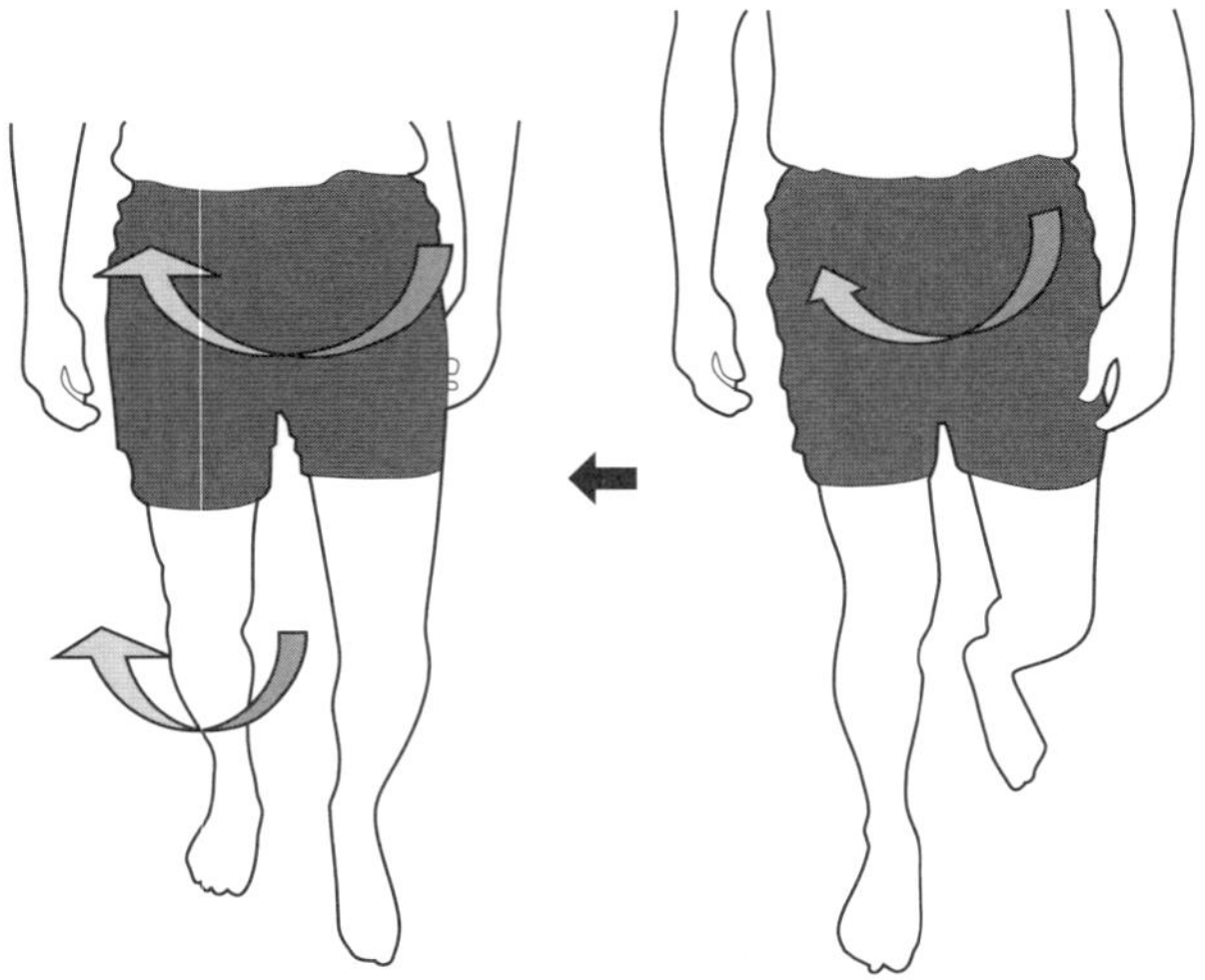

振り出される脚の運動で腰が矢印の方向に回旋すると、接地足側の腿やスネが順番に外旋して「硬い足」を作っていく

写真3

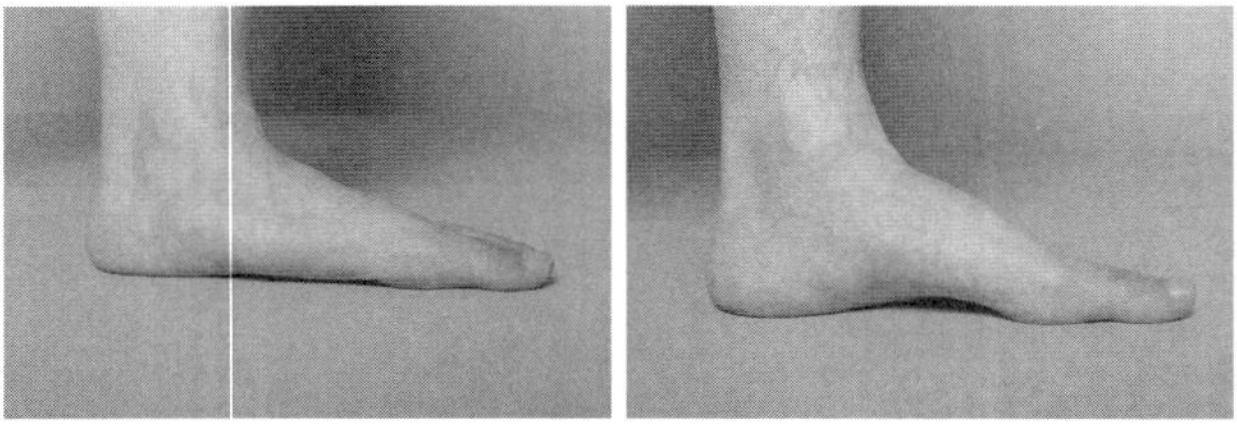

正常に近い足（右）と過剰回内の足（左）

しかし、現代人にはこの優れた仕組みを使えない状態の足を持つ人たちがたくさんいるのです。その状態の足を、「過剰回内《かじょうかいない》（オーバープロネーション）した足」（**写真3**）といいます。回内（プロネーション）、回外（スピネーション）は学術的にはカカトにある関節（距骨下関節《きょこつかかんせつ》）の運動と位置を示す用語ですが、まずは、キーワードとして「過剰回内＝オーバープロネーション」を頭に残しておいてください。どんな足かというと、先に紹介した偏平足がその代表的な例です（立位でアーチがある人の中にも過剰回内の足は存在する）。過剰回内は足や下半身の問題はもちろんのこと、全身の機能障害にも大きく関わっています。なにより、この足の状態では「柔らかい足」と「硬い足」の切り替えがスムーズに行なわれません。**イラスト3**は正常な足の機能を持つランナーと過剰回内のランナーの比較です。見るからに、過剰回内のリスクがうかがえます。後ほど足の障害や運動の弊害を解説していきましょう。

イラスト3

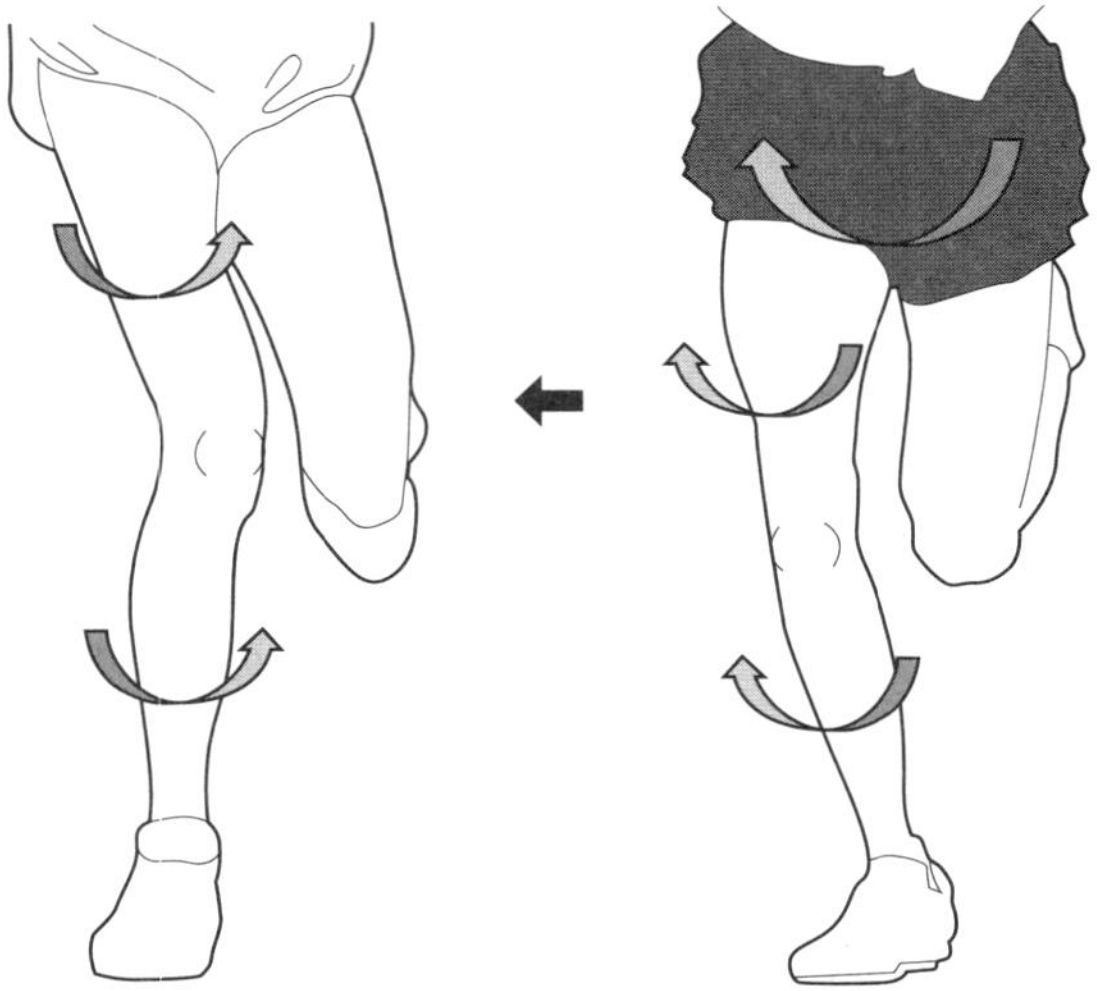

右が足と体が正常に連鎖しているランナー、左が過剰回内のランナー。過剰回内はヒザの向きが逆なのがはっきりとわかる。ヒザの関節があらぬ方向に曲がり、ケガや障害の原因となる

True knowledge about feet

CHAPTER 2

外反母趾の話

外反母趾はカカトの病気！

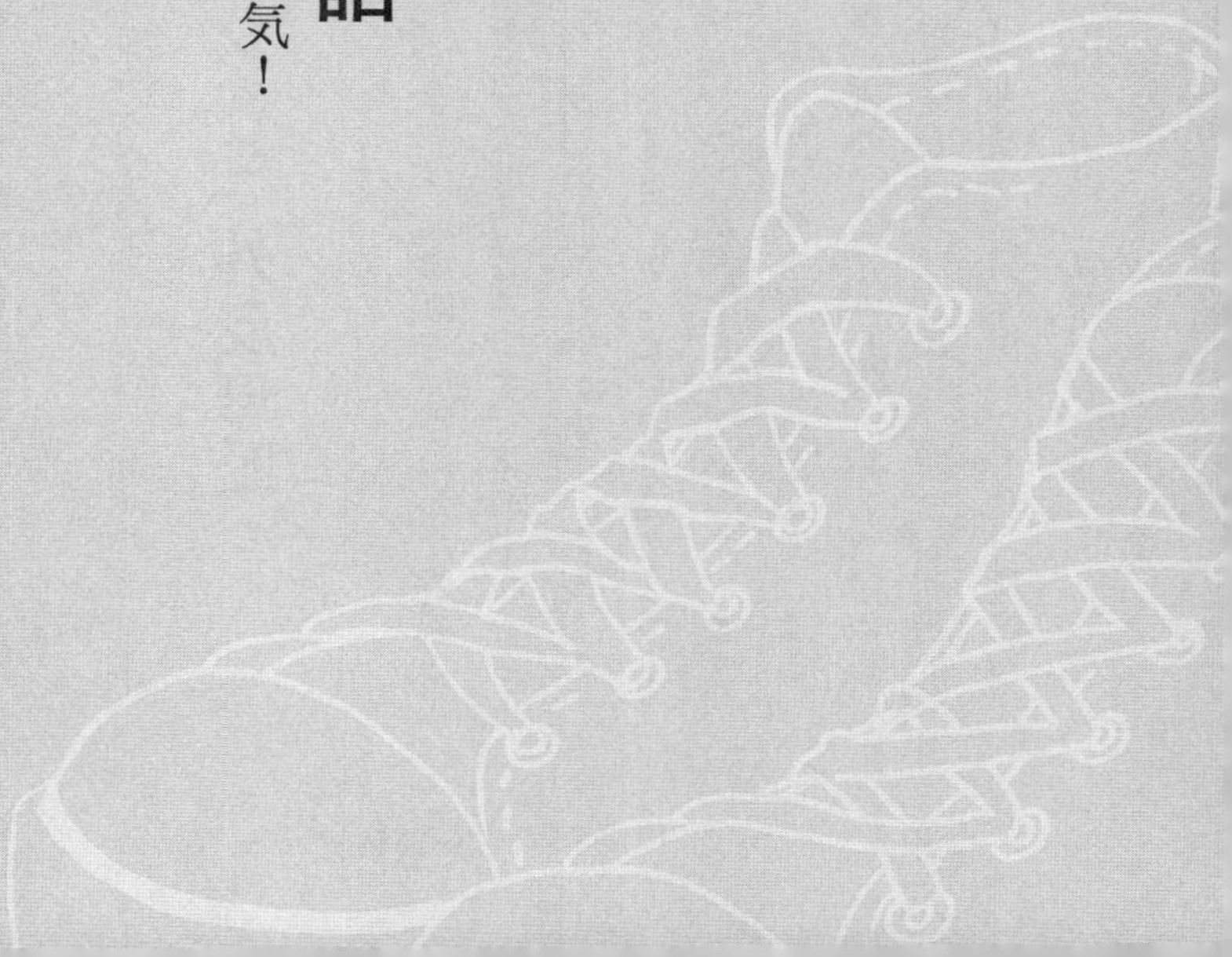

True knowledge about feet
CHAPTER 2

「過剰回内＝オーバープロネーション」と「外反母趾」

足の障害といえば、外反母趾が有名です。まずは、なぜ外反母趾というのかを解説します。外反という言葉も関節や骨などの運動や位置を示す専門用語です。体の中心からみて「外側に反りかえってしまう」という意味です。反対は内反といいます。**写真1**の外反母趾の親指はまさに「外反」している状態にありますが、いったいなぜこのような状態になってしまうのか？　これについてはさまざまな要因が考えられています。まず、よく耳にするのが靴の問題です。とくに、先の細い女性用の靴を履くと外反母趾になると昔から言われています。たしかに「仕事などで長時間ハイヒールを履き続けなければならない」などの生活環境が影響を及ぼすことはあるでしょう。しかし、履物の問題は2次的な要因であると考えたほうがつじつまが合ってきます。興味深いことに、靴を履く習慣のない民族にも外反母趾の足を持っている人が存在するのです。つまりは、発症

写真1

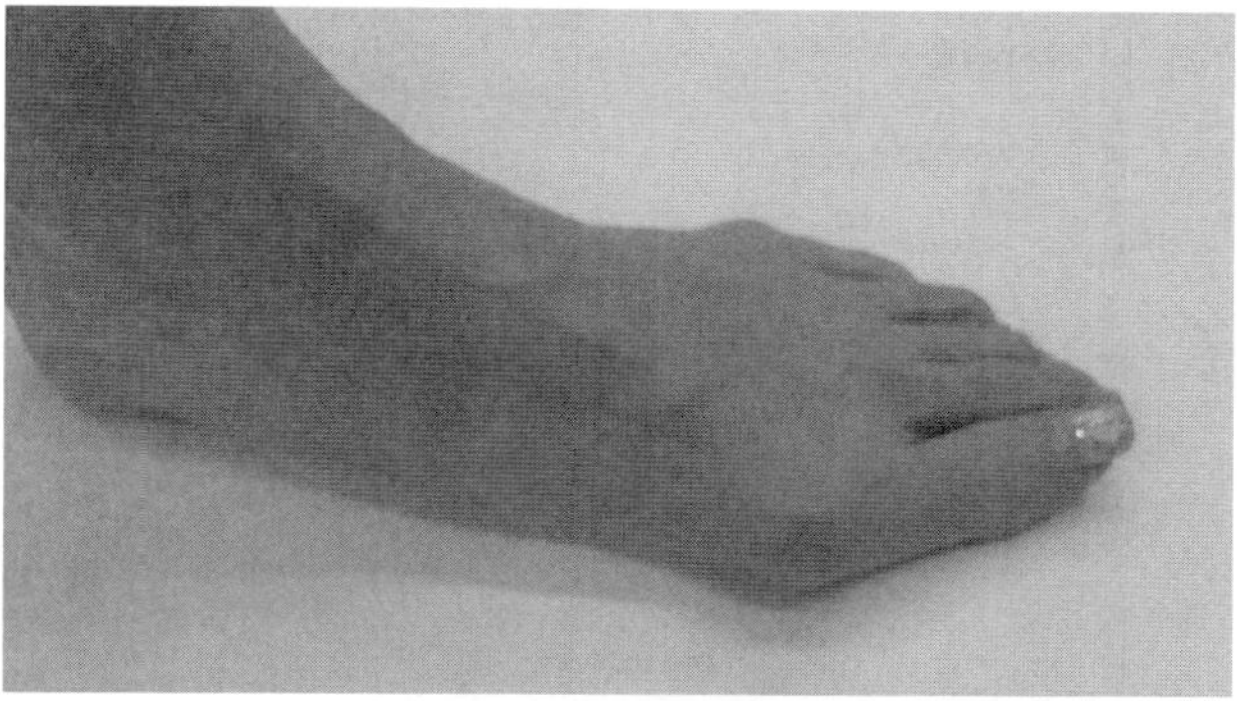

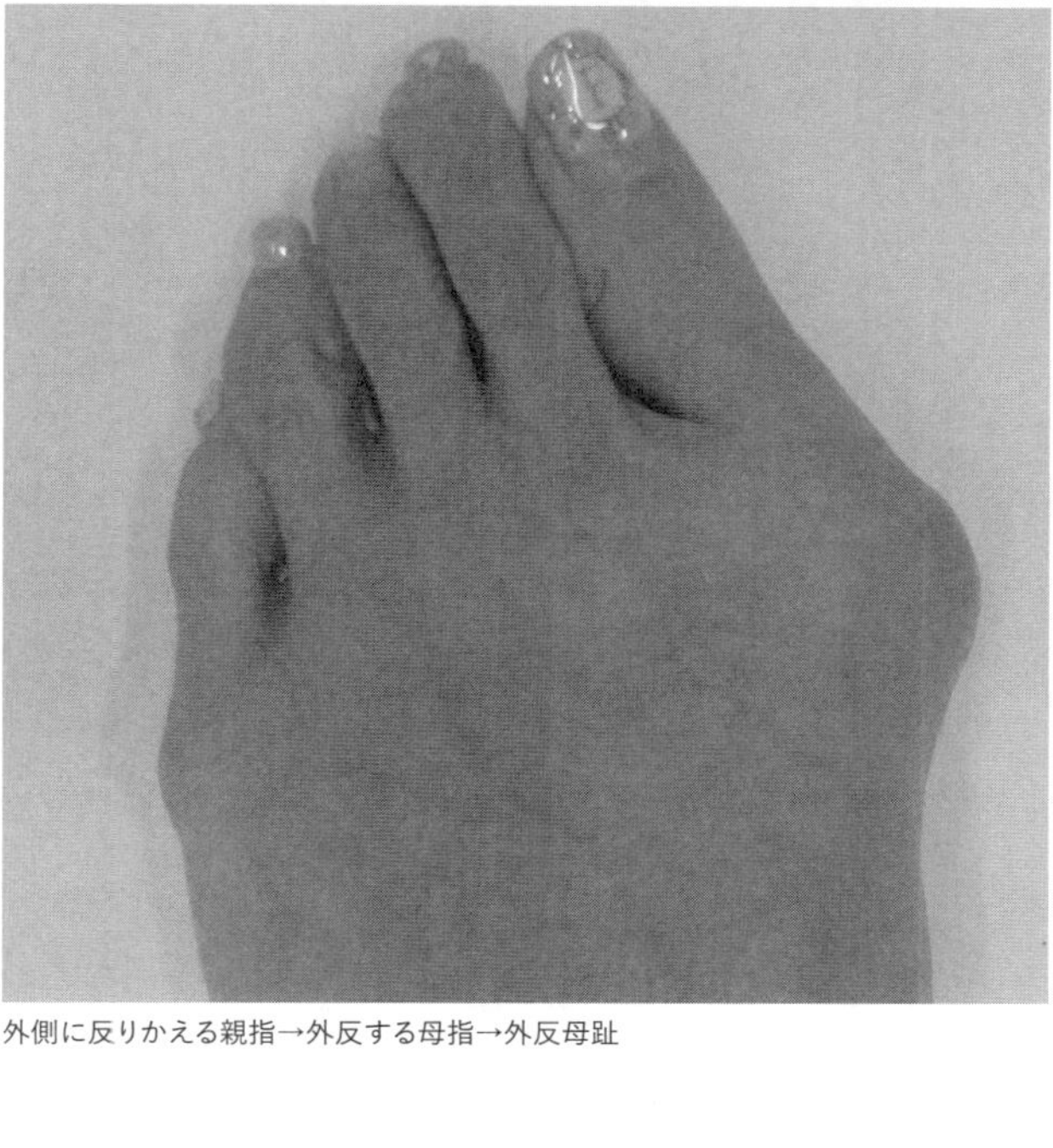

外側に反りかえる親指→外反する母指→外反母趾

しやすい足とそうでない足があるということです。また、女性の足の問題として取り上げられることが多いですが、男性でも発症している人がたくさんいるので、その点も誤解のないように押さえておきましょう。

外反母趾になりやすい足のタイプは、先天性内転足（**イラスト1**）や母指（親指）の付け根の長い骨（第1中足骨）が隣の第二中足骨よりも長い場合など、生まれ持った「足の構造」が要因のひとつと言われています。

構造的に何らかの問題をかかえる足であるが故に、日常生活やスポーツにおいて「体を動かす」という行為があだとなり、「足」というひとつの空間の中で、負の連鎖を引き起こす何かが起こってしまう……というのが、外反母趾の発症プロセスです。それでは体と足の関係を踏まえたうえで原因を探っていきましょう。

外反母趾の足には共通する機能的な要因(足の働きにおける問題)があります。それは「過剰回内」です（**写真2**）。外反母趾が発症する足はほとんどの場合が過剰回内です。では、キーワードである過剰回内をもう少し具体的に説明します。回内、回外という言葉が歩行時などに起こるカカトの関節の動きを示すということはすでに解説しましたが「カカ

写真2

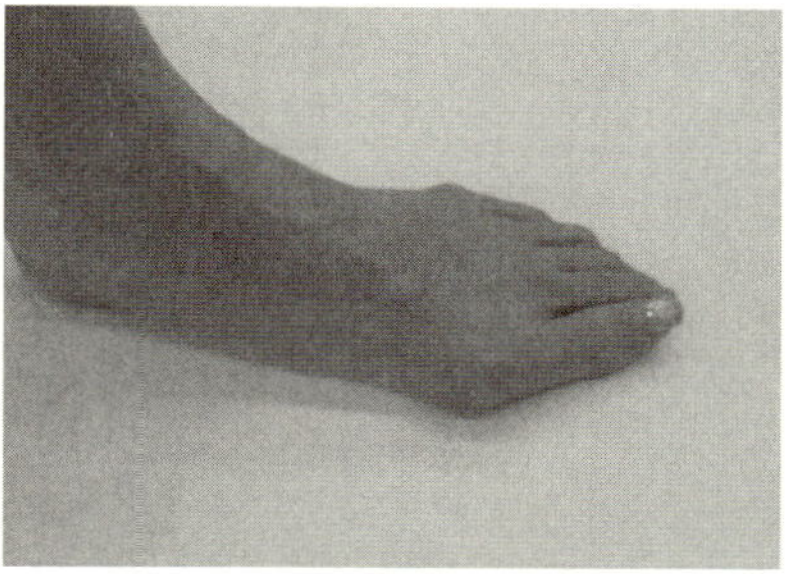

外反母趾を発症する足はほとんどが過剰回内

イラスト1

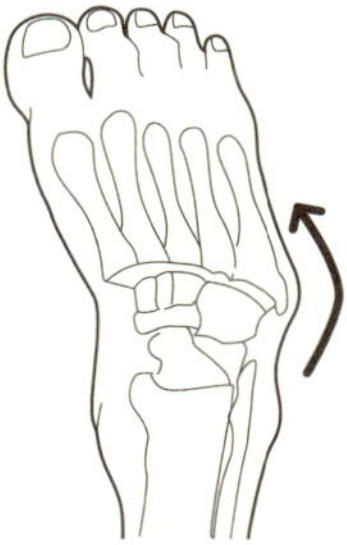

外反母趾を発症しやすい足の例（内転足）

写真4

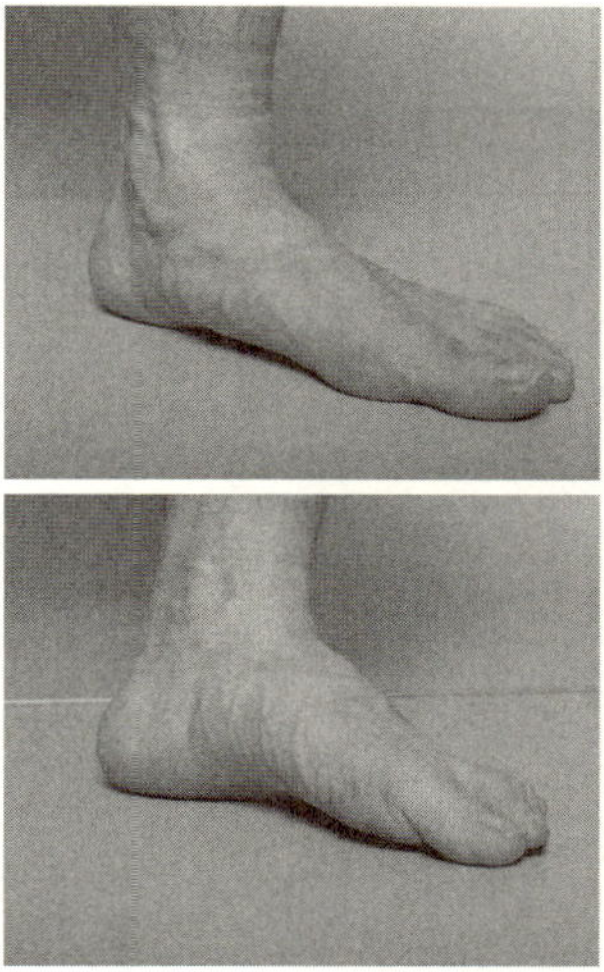

荷重時は土踏まずが高くなったり低くなったりする運動として現れる

写真3

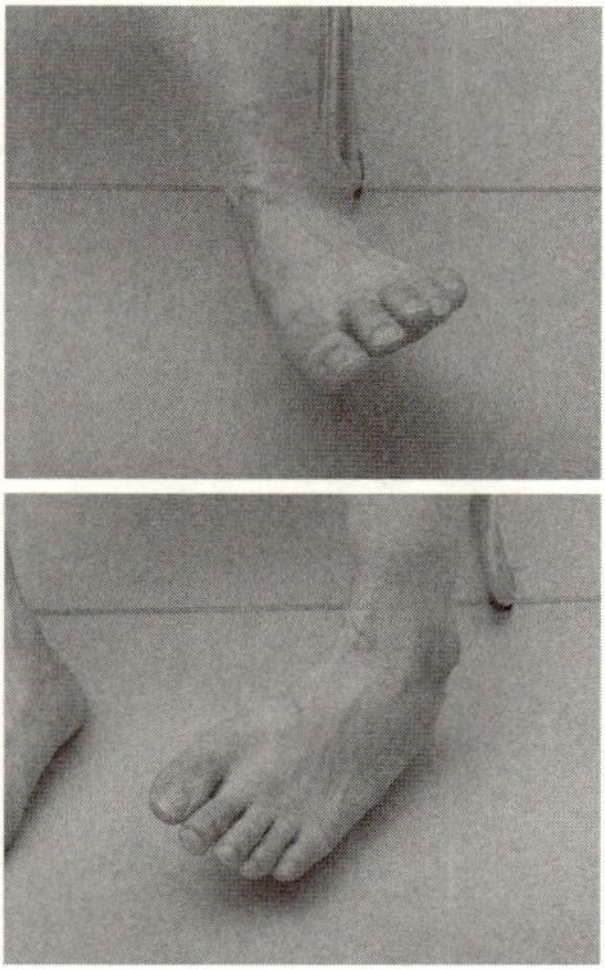

足首の運動のように見えるが、おもにカカトの関節が動いている

トに関節なんてあるの？」とおどろく人も多いと思います。実際にカカトの関節を動かしてみましょう。（**写真3**）のように宙に浮いた足のツマ先を左右に動かす運動を見ると、みなさんには足首の運動に映るかもしれませんが、この運動ではおもにカカトの関節が動いているのです。また、荷重した状態においてカカトの関節の動きでつくられる足の形は、土踏まずが高くなったり低くなったりする動きとして現れます（**写真4**）。つまり「柔らかい足」と「硬い足」をつくっているのは、カカトの関節と隣接するカカトまわりの関節なのです。「柔らかい足（アーチが低い）＝回内」「硬い足（アーチが高い）＝回外」です。

過剰に回内した足はカカトまわりの関節が動きすぎて柔らかすぎる足となり、歩行時に硬い足への切り替えができない足になっていくのです。

過剰回内の足が「動きの中で適正な働きを発揮できない足」であるということを踏まえ、もう一度外反母趾の患部である母指周辺の状態を観察してみましょう（**イラスト2**）。

正常な状態とくらべてみてほしいのですが、母指の付け根にある長い骨（第一中足骨）が内側に広がり、反りかえっているのが見てとれると思います。母指は結果として外反

イラスト2

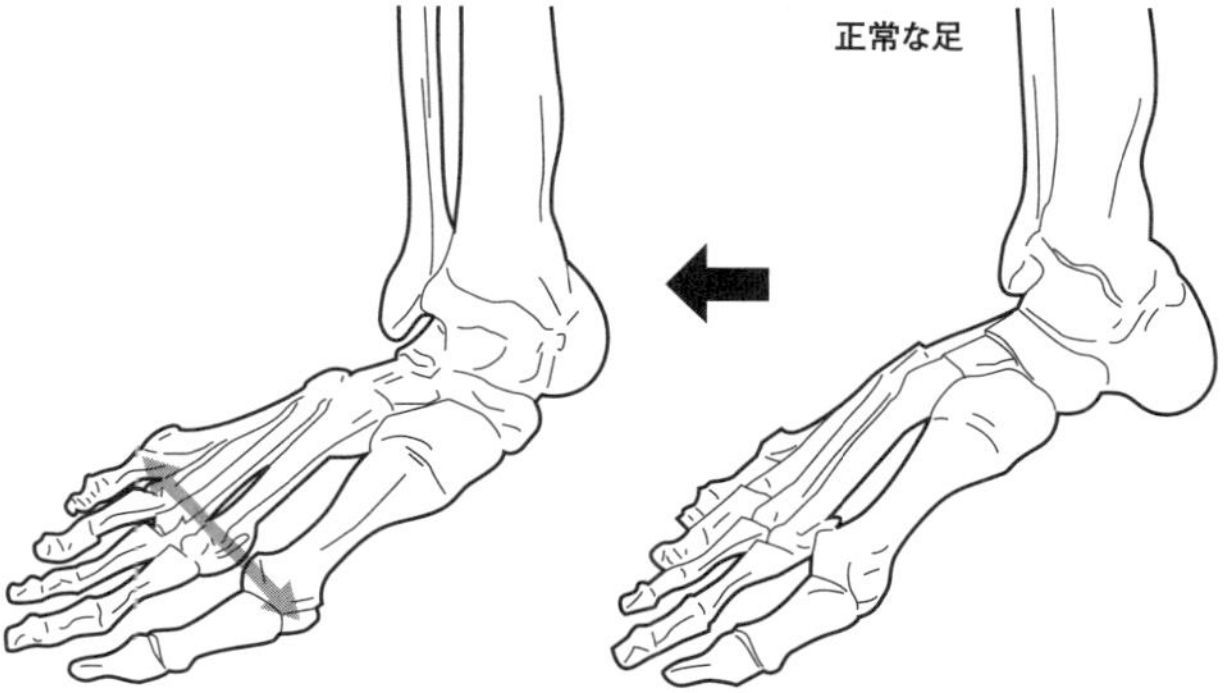

外反母趾は母指自体の問題よりも、その根元の骨組みからカカトまわりの関節が構造を崩してしまったことが大きな要因

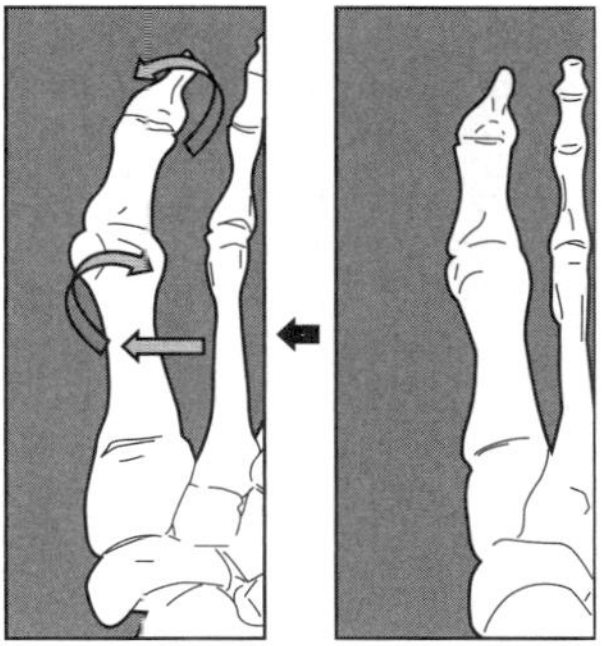

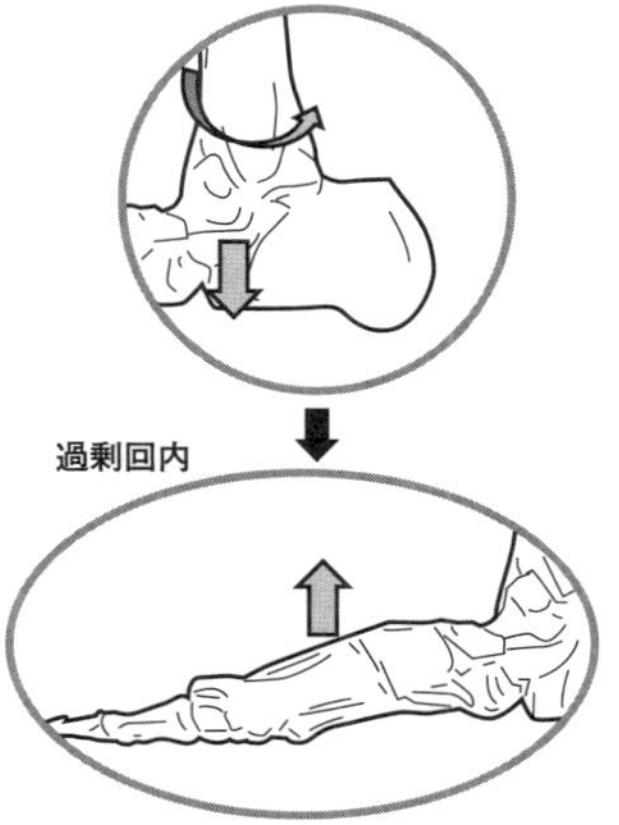

過剰回内はスネが内旋しカカトまわりが崩れる→第一中足骨は床から持ち上げられる→第一中足骨は内側に広がり内反する→相対的に親指（母指）は外反する

してしまうのですが、その原因になっているのは付け根にある第一中足骨なのです。ではなぜその骨に不具合が起こるのか。それは第一中足骨の付け根にあるカカトまわりの骨組みが過剰に崩れてしまっていることが原因です。つまり、カカトまわりが崩れてしまう過剰回内が起こることで第一中足骨が床から持ち上げられ、母指とは反対側に反りかえりながら横に広がってしまうということが、外反母指の直接的な原因ということになります。それでは「足の先端におきていることが、全身の動きの問題でもある」ということを、ここまでの足と体の関係性を思い出しながら、整理していきたいと思います。

外反母趾を掘り下げて、そのメカニズムを紹介するという作業はこの本の中でもとても重要なテーマになっています。なぜなら、その概要を解説することはもちろんですが、外反母趾以外の足の障害についても一般的に足という限られた世界の中だけで語られているうえに、患部へのアプローチに偏った考え方が大勢を占めているのが現状だからです。ほとんどの体の障害や病気について言えることですが、患部は最終的に現れた現象であって、そうなるまでの原因とプロセスを是正しなければ本来の解決には至らないのです。

イラスト3

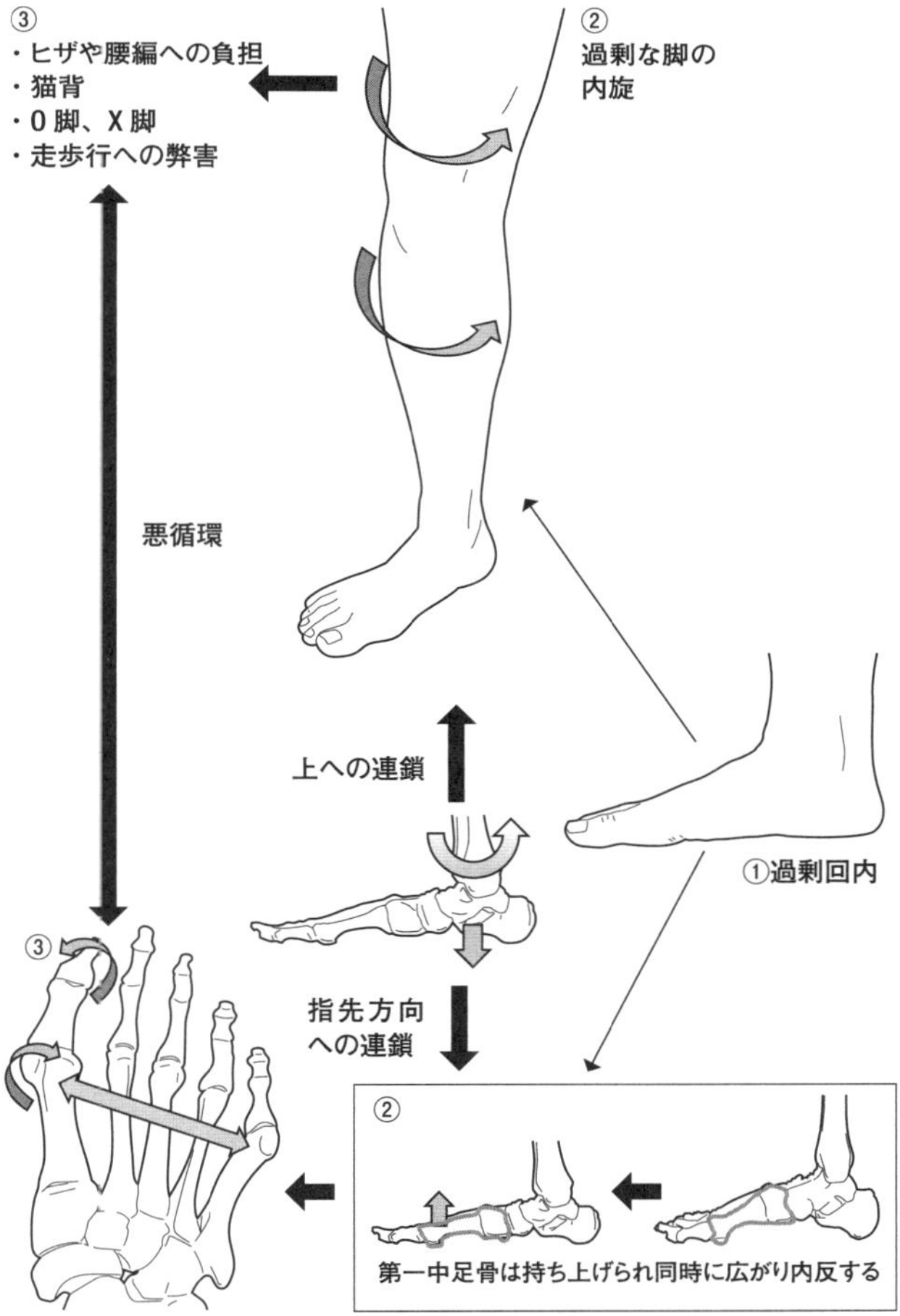

外反母趾と体の不具合は、過剰回内という共通要因で悪循環を繰り返す

外反母趾はカカト周辺の骨格の崩れ（過剰回内）が招いているという事実をお伝えしましたが、ここではCHAPTER1で紹介した体と足との関係を踏まえて解説します。前ページの**イラスト3**を見ながらひとつずつ整理していきましょう。

①接地する時に過剰回内でカカトまわりが崩れる。②カカトの上にあるスネは過剰に内旋。それと同時に第一中足骨はカカト側からの骨格の崩れにともなって床から持ち上げられ、内側に反りかえりながら広がっていく。③スネが内旋するとほとんどの場合、ヒザや股関節にも過剰な負担がかかる。かたや母指は地面に押しつけられているので相対的に外反した形になる……この行程で外反母趾のできあがりです。さらに、同時進行で崩れた下半身による歩行は荷重を足の内側のラインにシフトし、母指付近にさらに負荷をかけてしまいます。その結果、歩くたびに痛みを引き起こすこともあります。全身に波及した問題が患部にさらなるリスクを負わせる悪循環が起こるのです。

True knowledge about feet
CHAPTER 2

「外反母趾」の対処法、それでいいの？

ここまで、外反母趾を引き起こす代表的なメカニズムを紹介してきました。外反母趾を治していくためにどんなことをしていけばいいのかということは広く世間でも考えられています。みなさんも、さまざまな対処法があるのをご存じだと思います。

ただし、これまで解説してきた事実にそって考えていくと「それでいいの？」と思わざるを得ないようなことが、ポピュラーな考え方として普及してしまっているようです。

ここではあえて、そこに疑問を投げかけていきたいと思います。

まずは、代表的な外反母趾を改善するためのエクササイズをいくつかご紹介します。

写真1はホーマン体操と言われる有名なトレーニングですが、これは、外反した母指を正常な方向に戻そうとするためのストレッチングと筋トレです。**写真2**は足の指を使ってタオルを手繰り寄せるような運動で、タオルギャザーと言います。そして、**写真3**は

写真1

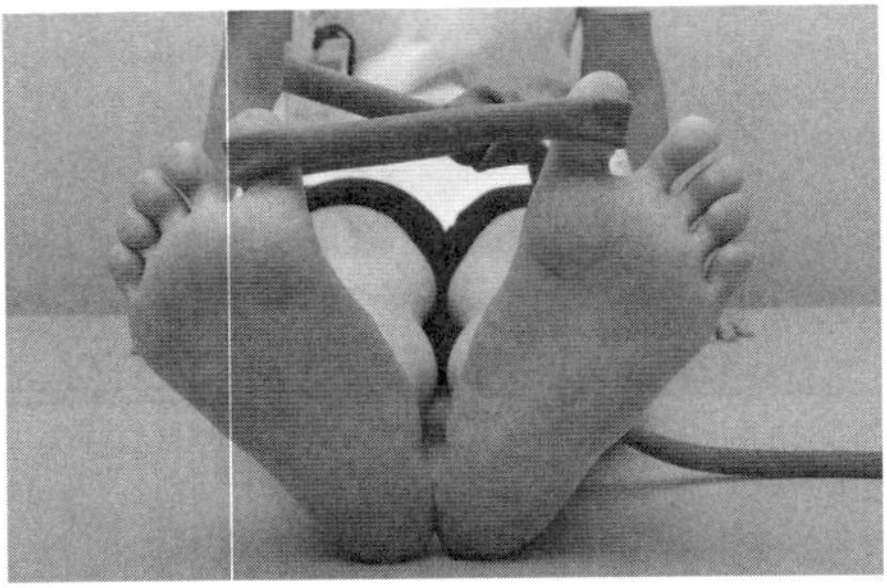

〔**ホーマン体操**〕
外反母趾の母指を元の位置に戻すためのストレッチと母指に関わる筋腱の筋トレが目的だとされるが……?

写真2

〔**タオルギャザー**〕
タオルを足の指を使って手繰り寄せるエクササイズ。やはり筋トレが目的

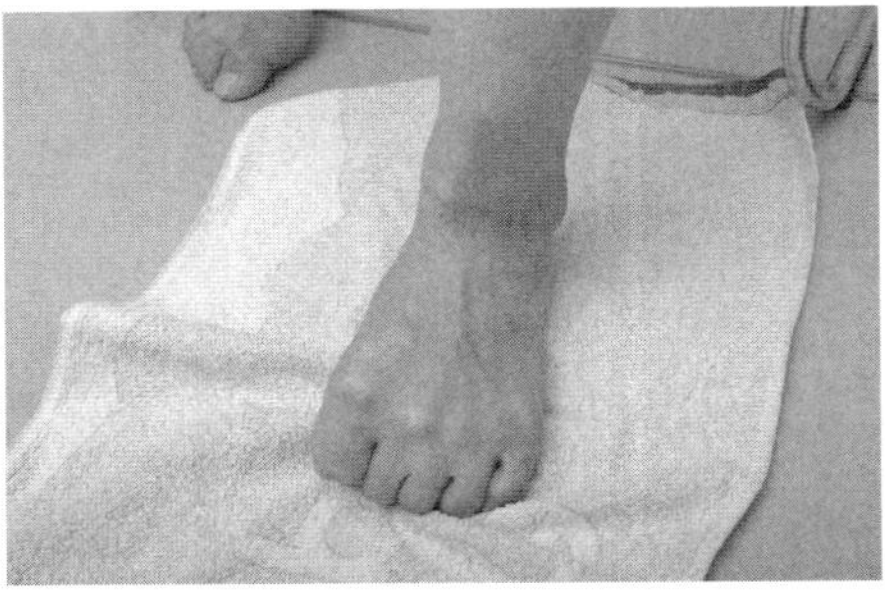

写真3

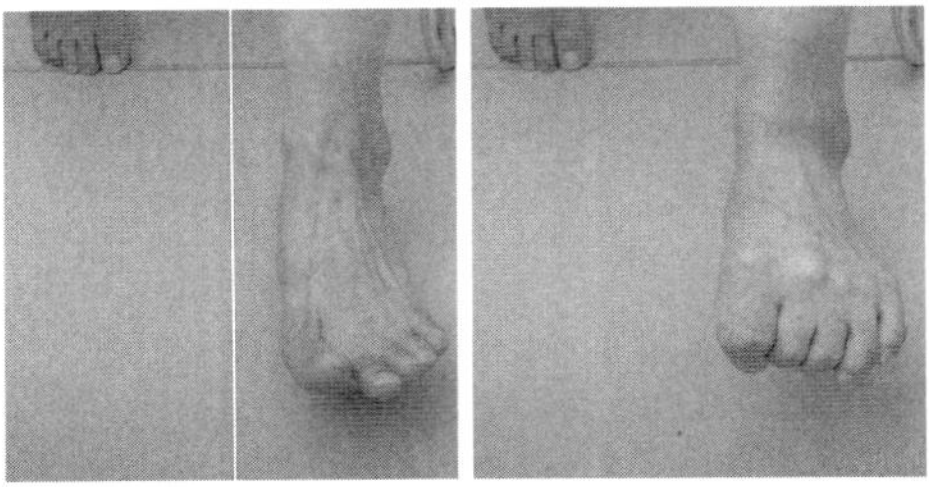

〔**グーパー運動**〕
同じく足のエクササイズ。足指を動かす筋肉を鍛えようというのが目的

グーパー運動、足を使ってじゃんけんをする要領です。どれも、足の筋肉低下が外反母趾の原因であり、筋トレやストレッチをすることで改善していこうという方法です。まずは、やってみましょう。いかがでしょうか？

もしかしたら、気付いた人もいるかもしれませんが、どれをやっても、母指の根元の骨（第一中足骨）が内側に広がるように運動しています。「つまんだ瞬間やグーを作った時に足幅が狭まっているのでは？」と思う人もいるかもしれませんが実際にやってみるとわかります。**写真4**では、力を入れない時よりもツマ先の幅が広がっているのが見て取れます。これらの運動をした後にフローリングの上に立ってみてください。足が床に密着していることを体感できるはずです。ツマ先側の密着感、または土踏まずが低下していることを確認できると思います。そしてなによりも、歩く時の接地から蹴り出しにかけて、足の内側に床からの圧力をより感じるはずです。つまりこれらの運動は、過剰回内を助長している可能性があるということになります。足はそのフォルムを維持するために、たくさんの靭帯で結びついていますが、靭帯という組織は伸びたら元に戻りにくいという性質を持っています。わざわざ靭帯を伸ばしてしまった状態で、立って歩くという負荷をかけ続けることは「外反母趾の条件である第一中足骨の変位をさらに助長している」という仮説も成り立ってくるわけです。

そして何よりも、このような運動を行なう場面は私たちの日常生活の中ではあり得ません。できてしまうということはそのような能力も足にはあるということになりますが、鍛えようとしている筋肉は立ったり歩いたりする時にこそ機能しなければならないはずなのに、まったく違う運動の中で「足を鍛える」という発想は、よくよく考えればたくさんの疑問が生じてきます。

なぜなら、体中の筋肉や腱は絶対にその組織ひとつでは働かないからです。どんなに小さな筋肉も、全身にあるたくさんの筋肉と協調して、歩くなら「歩く」という運動に見合った役割分担をして働きます。タイミングや力の強弱、時には主役になったり脇役になったりしながらさまざまな「動き」に対して筋肉は協同して働いているということになります。グーパー運動はグーパー運動のための筋活動であり「歩く」のそれではないのです（**イラスト1・写真5**）。

私たちが考えていかなければならないのは外反母趾が生まれた環境、つまり、日常生

写真4

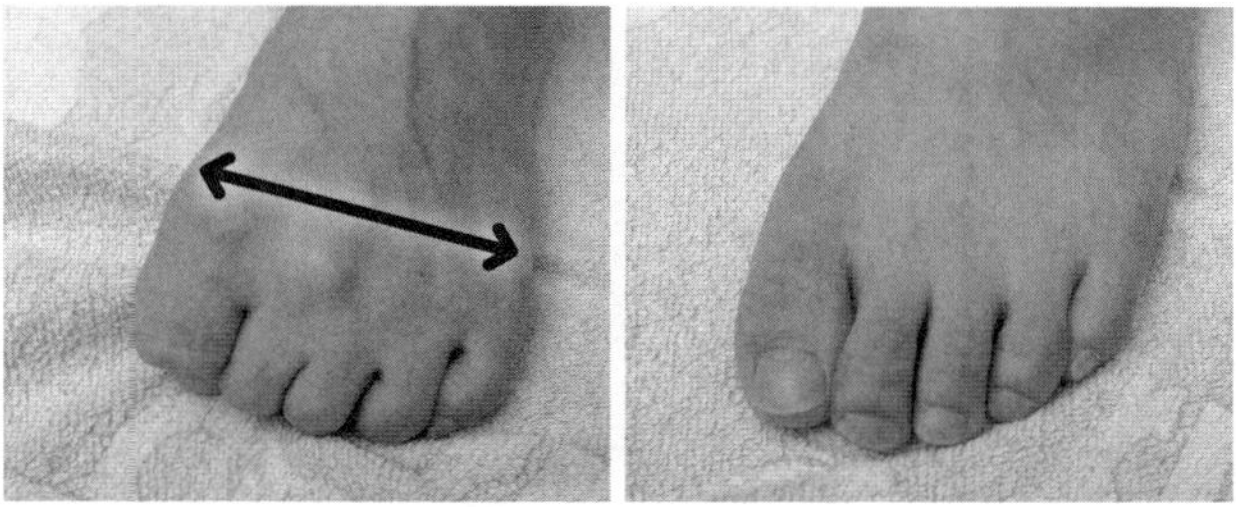

タオルギャザーの運動をする前の足と握ったあとをくらべてみる。握る運動をすると第一中足骨が広がっていくのがわかる

イラスト1

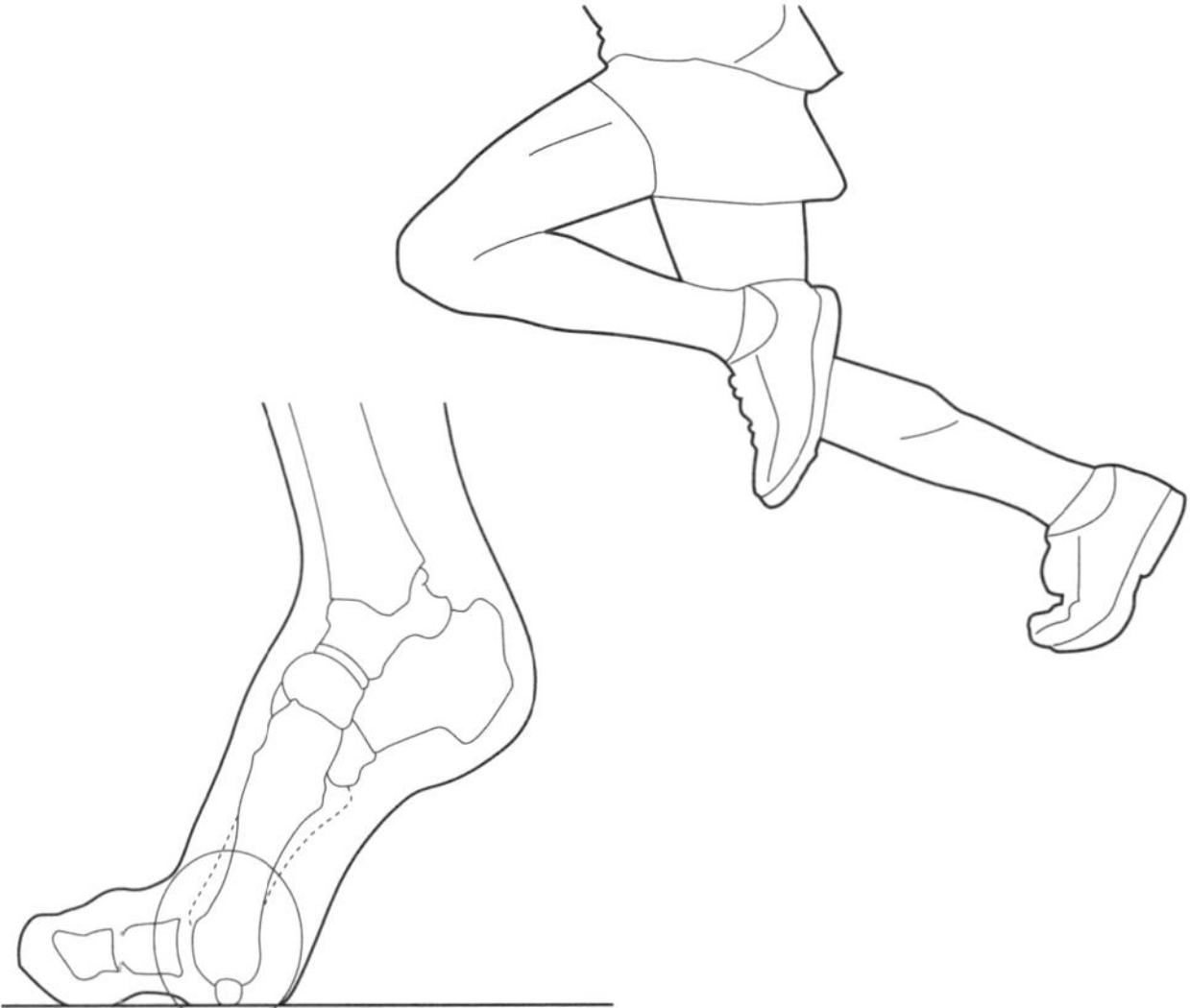

足はほぼ接地した状態で機能する。外的なエネルギーも違ううえにまったく別の運動

写真5

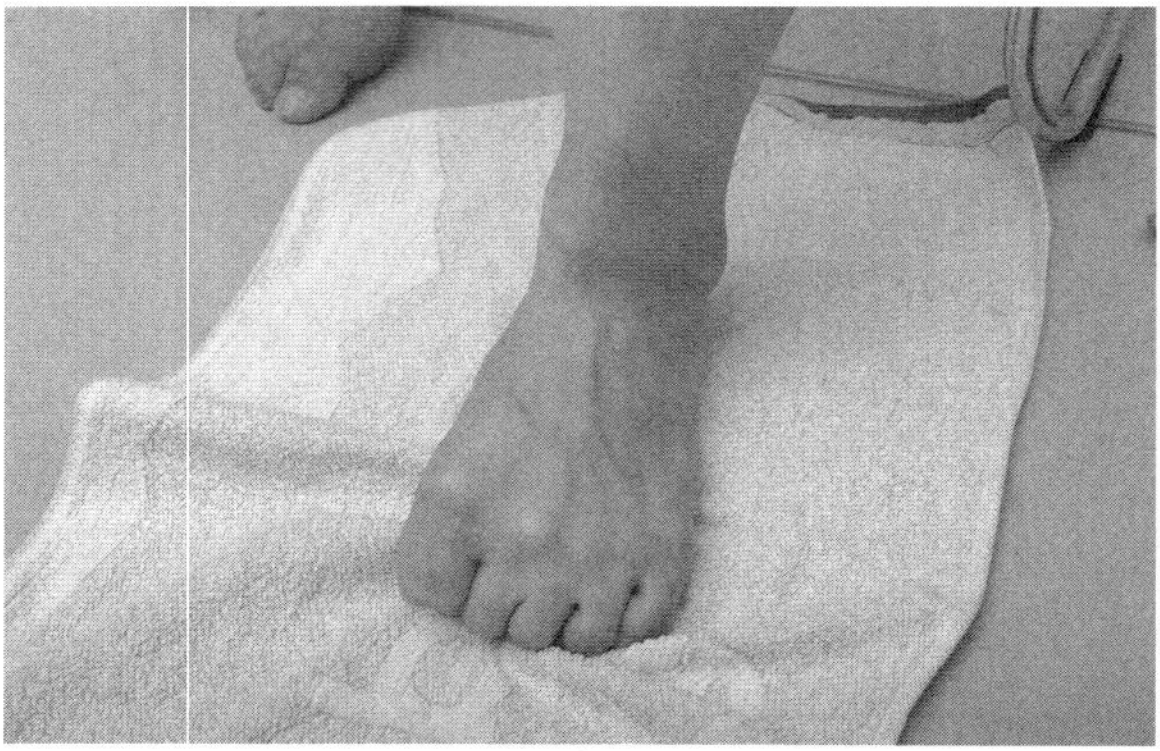

⬆

これらはまったく違う運動。それぞれの筋活動の時間、量、タイミング、組み合わせなど、神経系のネットワーク自体が違う

⬇

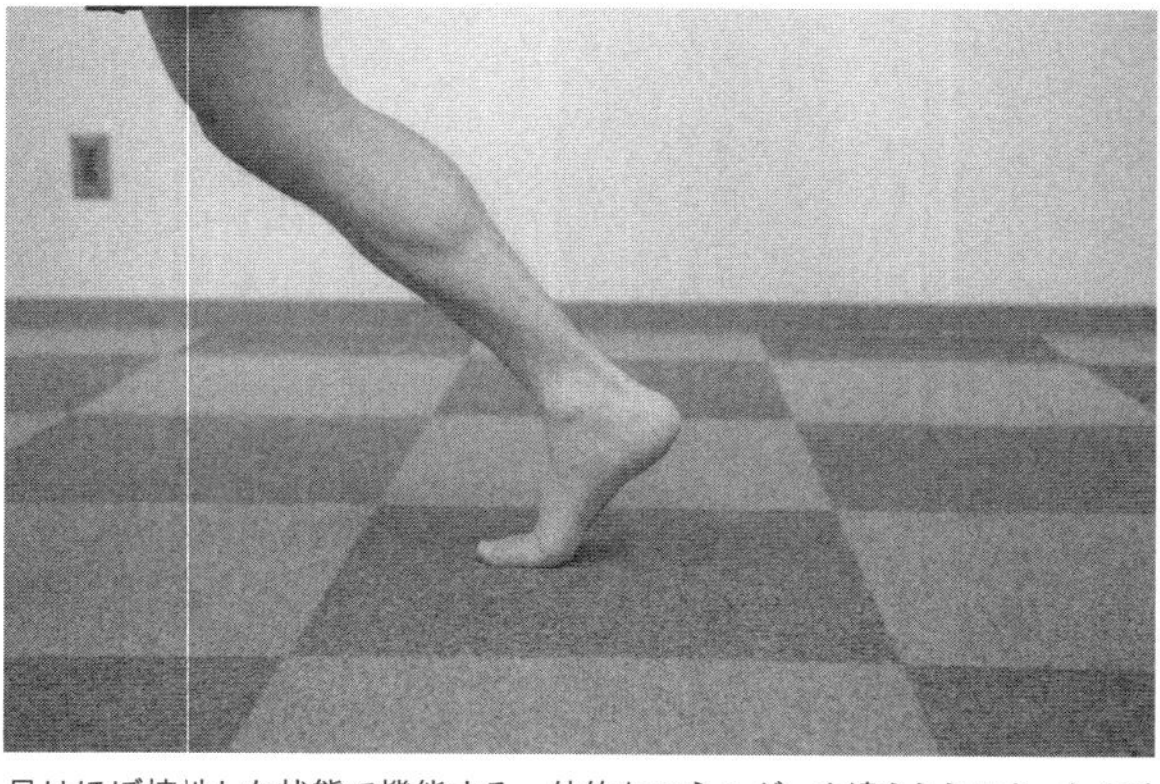

足はほぼ接地した状態で機能する。外的なエネルギーも違ううえにまったく別の運動

活でもっともベーシックな運動である「立つ、歩く、走る」という環境の中でどのようにして改善していくかということなのではないでしょうか？

その方法として、日常のちょっとした動作の中で意識的なテーマを設けていくことも外反母趾の改善に役立つはずです。たとえば、歩く時の体の使い方や立っている時の姿勢を足だけでなく全身の問題として考えることは非常に有用性のあることだと考えています。後の章でも取り上げていきますが、人間に本来備わっているナチュラルな「歩行」を取り戻し、足の巧妙なシステムを活かしていくことが、その糸口になるのではと考えています。本書の監修者であり著名な動作研究者である木寺先生たちが展開する「常《なみ》歩《あし》」という身体動作に関する考え方にもそのヒントがあります。もったいぶるようですが、読み進んでいただくことでだんだんつながっていくはずです。

True knowledge about feet
CHAPTER 2

外反母趾の予防やケアに有効なアイテムとは

前項で「外反母趾になる足のタイプがある」という説明をしました。実はその「生まれ持った足の構造」が、外反母趾を誘発する立ち方や歩き方を作っているとも言えるのです。まずやらなければならないことは、そのような足を本来の機能を持つ足（柔らかい足と硬い足を切り替えることができる足）に近づける環境設定です。これに一役買ってくれるのが、靴やインソール、さまざまなケアグッズなど、足元のアイテムです。

外反母趾の要因を考えると、まずは過剰回内に対処しなければなりません。つまり、過剰回内を是正するためのアイテムの選択が重要だということになります。

靴選びに関しては、どうしても仕事環境やファッションを優先しなければならない場合があると思いますが、できるだけ足にやさしい条件の靴を履くことが、症状を悪化させない、また改善させていくために心がけなければならないことだと思います。後ほど靴選びのポイントとして解説しますが、基本的には足の働きを阻害しないものを選択することがおすすめです。知っている人もいると思いますが、ランニングシューズにはオーバープロネーション対策用（過剰回内用モデル）のシューズがあります。特殊なシューズかと思われがちですが、実はシューズメーカーの主力商品のひとつでもあります。ほとんどのブランドが同様のコンセプトのものを取りそろえていることからも、シューズメーカー各社の過剰回内（オーバープロネーション）に対する問題意識が高いということが言えるのではないでしょうか？

どちらにしても、人それぞれ、足の条件は異なるので、必ず試着し自分に合ったものを選びましょう。

そして、走歩行などの動きの中で直接的に足に関わるアイテムと言えば、インソール（靴の中敷き）です。足の問題を是正するためには過剰回内を是正する機能を持ったインソール、および治療用の足底板がより効果が期待できます。

現在、クッション性の高い柔らかい素材の物、土踏まずや横アーチと言われる部分を持ち上げるものが主流ですが、どちらも過剰回内を改善するのには向かない仕様と言っていいでしょう。クッション性の高い柔らかい材質のものは履いた瞬間の肌触りがよく、快適感はあるかもしれませんが、過剰回内の足をその上に乗せると骨格のアライメントを崩してしまいます。また、人間が立って動くために必要になる床からの反力（床反力＝物体が床に落下して弾む時に床から返ってくる力）を遮ってしまいます。土踏まずを直接サポートするものの多くは、内側にある母指の根元の骨組みを持ち上げてしまうため、第一中足骨も同時に持ち上がります。一見アーチを作ったように見えますが、第一中足骨を持ち上げるということは、そのまま内側に広がり、さらに反りかえるという方向に誘導されます。荷重がかかると、外反母趾の直接の原因を助長してしまう恐れがあるのです。たとえ、持ち上げることで靴とのストレスが無くなって疼痛《とうつう》が治まっても、履いている間に悪化させていることが高い確率で想定されます。

アメリカの足病医療の現場では、外反母趾の症状が足の機能的な問題として対処できる限り、まずは運動時における足や指の使われ方自体を適正なものにするための処置を行ないます。その場合、カカトの関節まわりをコントロールすることで「足の動き」を整えるファンクショナルオーソティック（足底板）（**写真1－①**）が処方されます（重度の症状など構造的な問題で使用できないケースもある）。これは、土踏まずを持ち上げて見た目だけのアーチ構造を作るのではなく、アーチを機能させるための「動き」を作る治療用の足底板です。そのコンセプトで一般向けに市販されているインソールが国内では1種類だけあります（**写真1－②**）。私自身、ヒザの半月板を損傷した時に治療で使用したのがこのインソールとの出会いで、現在はスタッフとして普及に携わっています。治療で使用した時の劇的な回復に驚き、その理由を知りたくてセミナーに通い始めたのが「足」にのめり込んでいったきっかけでもあります。現在はリハビリの現場などでも治療に活用されています。外反母趾で悩んでいる人は、試してみる価値は大いにあると思います。

ケアグッズ選びで、ほかにも注意を払っていかなければならないことがあります。たとえば、外反母指のケアグッズにおいて直接患部にアプローチしているものが非常に多く、母指と第2指との間を広げるようなものはとくに有名ですが、これらほとんどの場合が母趾の根元から広げてしまいます（**イラスト1**）。これは外反母趾の直接的な原因である第一中足骨が内側に広がりながら内反するという状態を、わざわざ作っていることになります。このように、目に見えてわかりやすい患部の現象に短絡的にアプロー

写真1

「形」を作るのではなく「動き」を導き出すインソール

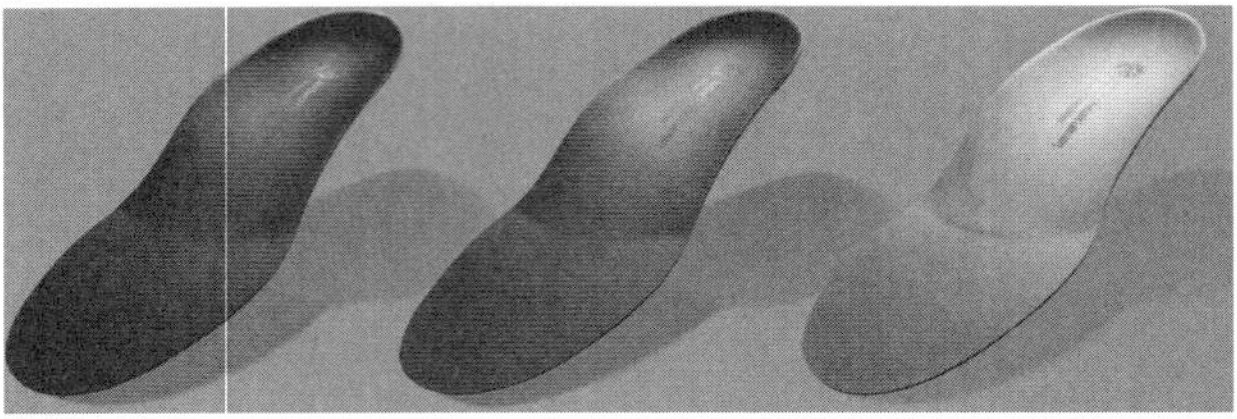

①
NWPL社
ファンクショナルオーソティック
医療用

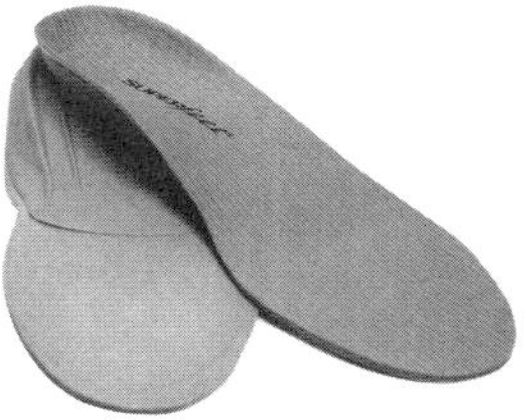

②
SUPERfeet社
トリムフィット・ブルー
一般用

イラスト1

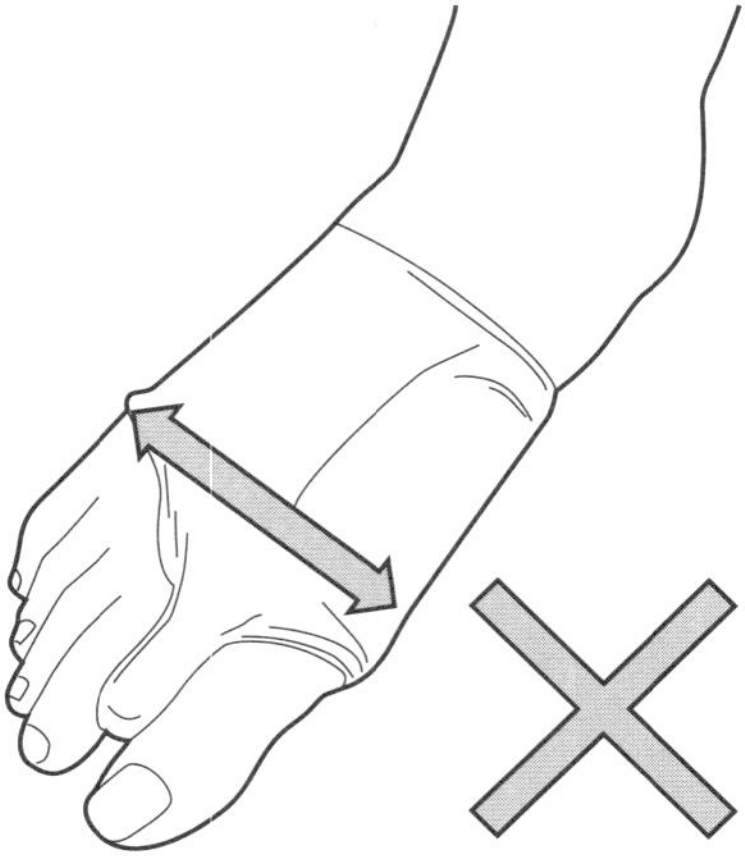

外反母趾のメカニズムを理解しないまま患部に直接的な働きかけをすると、悪影響をおよぼす場合がある

チしてしまうことは体に負の要素を注ぎこむことになる場合があるということです。本当の原因は何なのか？　どんなに精査してもすべてを明らかにするのは難しいですが、外反母趾については足部バイオメカニクス（生体力学）を紐解いていくことでより正確な判断ができるのではと考えています。

「自分にとって何が必要で、何をすればよいのか」を氾濫する情報に踊らされることなくチョイスしていきたいものです。

True knowledge about feet

CHAPTER 3

体が悲鳴を上げる「足」の問題

「足」の問題は腰、肩、首などに波及するのか？

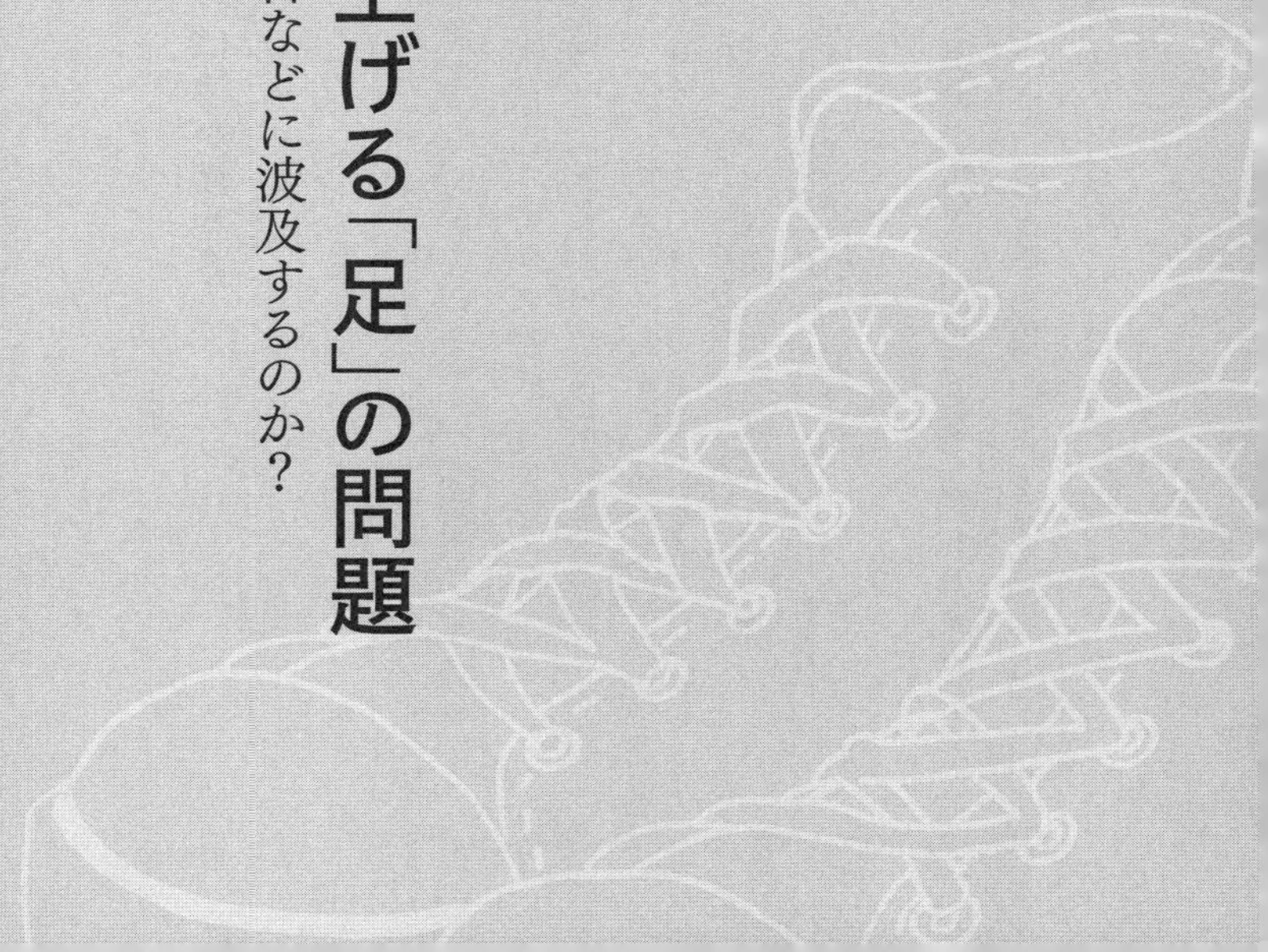

True knowledge about feet

CHAPTER 3

足は体の土台

～足が変われば体が変わる～

できるだけ多くの人に自分の足の本来の能力を再認識していただきたいと息巻いていたのですが、正直なところ「足」という部位が「精密機械」であるが故に複雑で面倒な話に終始してしまうのではという心配がありました。そこでみなさんがよく知っている足の問題「外反母趾」というテーマから話を進めてきたわけです。その中で、足の問題は足首から下だけで起こっていることではないということも理解していただけたと思います。今度は足と体の関係性を語るうえでもうひとつの視点「体」に起こる問題について考えてみましょう。

体の不調や痛みはあらゆるところに現れますが、重篤な病気や障害でなくても慢性的に悩まされている腰や肩、首の痛みやこりなどは、いまや老若男女問わず、たくさんの人が抱える体の問題だと言えるでしょう。通常は肩こりなら肩に、腰痛なら腰にと、痛

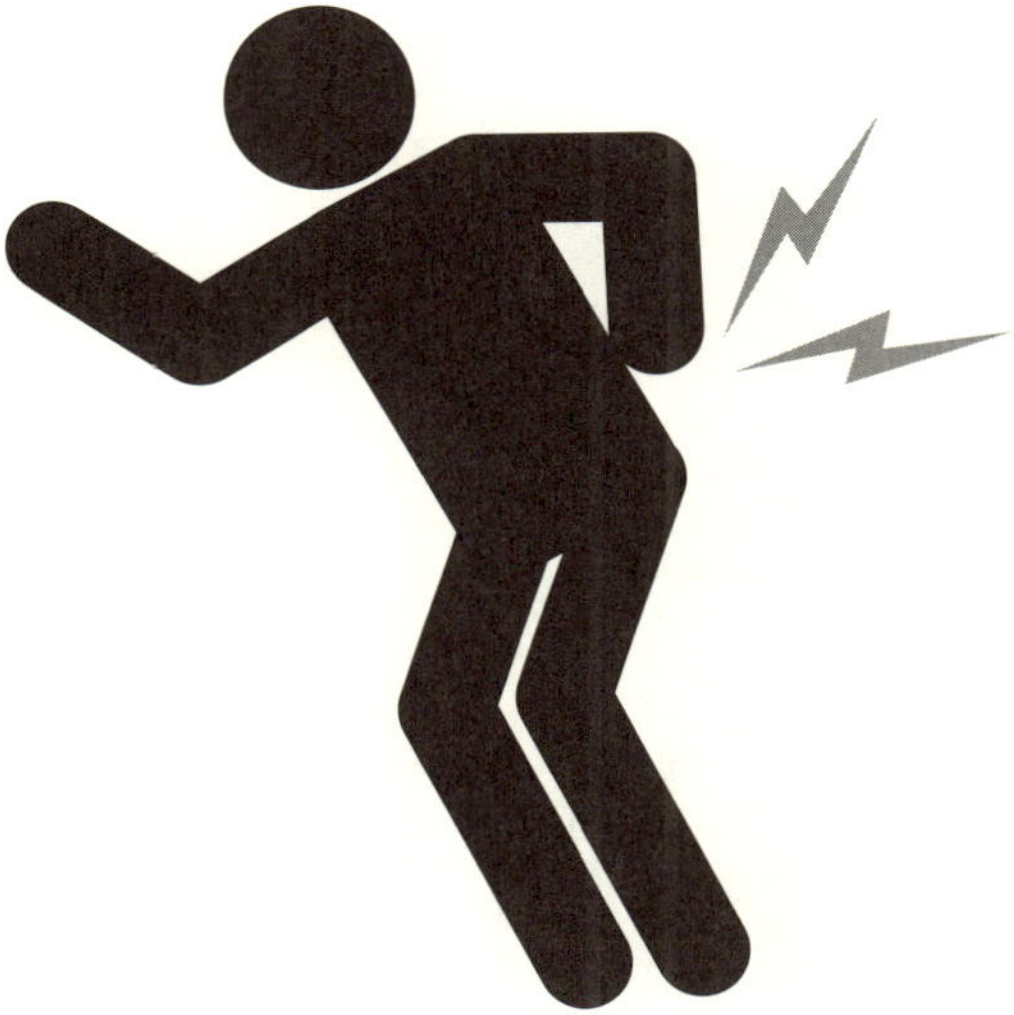

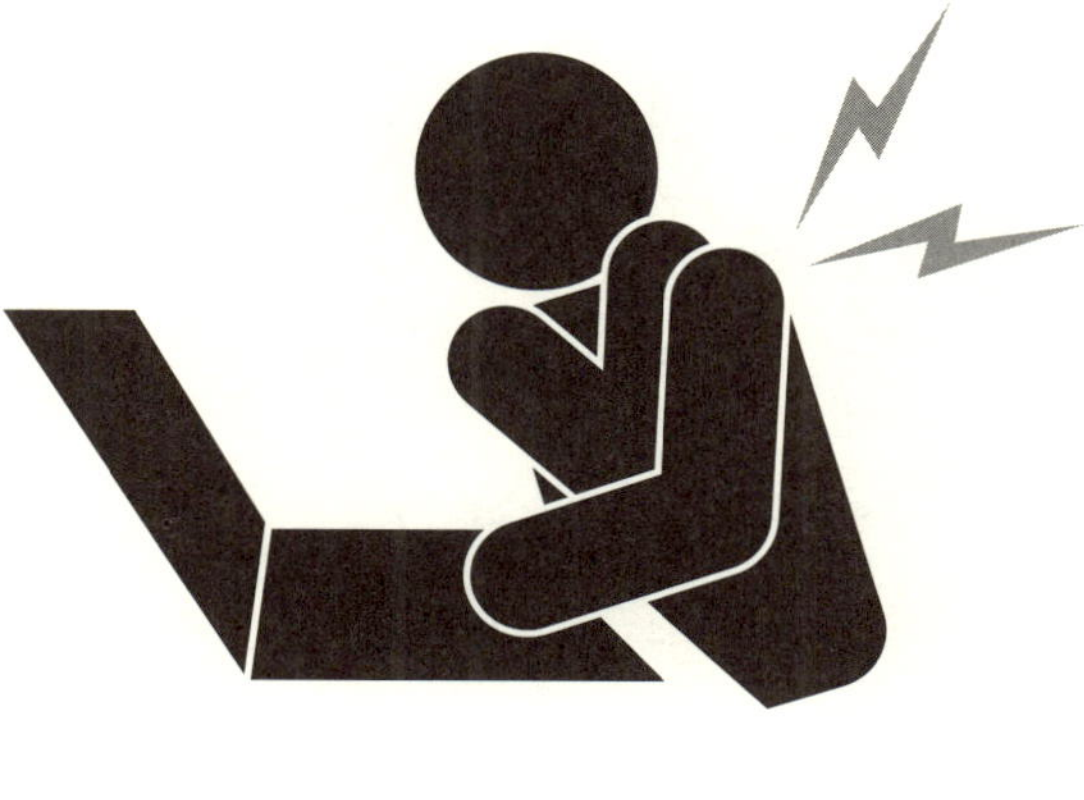

肩こりや腰痛はたくさんの人が抱える体の問題。直接的なケアだけではなく、発症の原因となる事象にアプローチすることも大切だ

みやこりをとるための直接的なケアを行ないます。しかし多くの場合、その場しのぎの感は否めないのではないでしょうか？　つまり、肩こりや腰痛を発症してしまうメカニズムの根幹となる事象にアプローチしなければ、最終的な問題の解決には至らないはずです。

問題の要因はさまざまなことが考えられますが、ここでは足の環境が腰痛や肩こりなどの症状にどのように関わっているかを考えていきたいと思います。

「足」の問題といえば前項で「過剰回内」を紹介してきました。現代人のほとんどが程度の差はあるにしろ、この問題を抱えていると言っていいでしょう。過剰回内の人は足のアーチ形状がひしゃげていくわけですから、その上にある脚は下に落ちているということになります。つまり、足の骨格アライメントが崩れているほうの脚が短いという現象が起こるのです。これを「機能的な脚長差」（**イラスト1**）といいます。実はほとんどの人がそのような状態であると言っていいでしょう。なぜなら、誰もが立位において足のアーチの高さに左右差があるからです。

では「機能的な脚長差」がもたらす、体への影響とはどのようなものが考えられるで

写真1

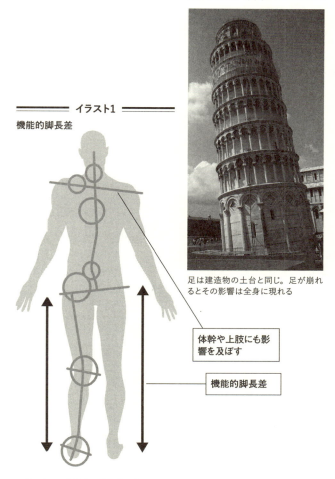

足は建造物の土台と同じ。足が崩れるとその影響は全身に現れる

イラスト1

機能的脚長差

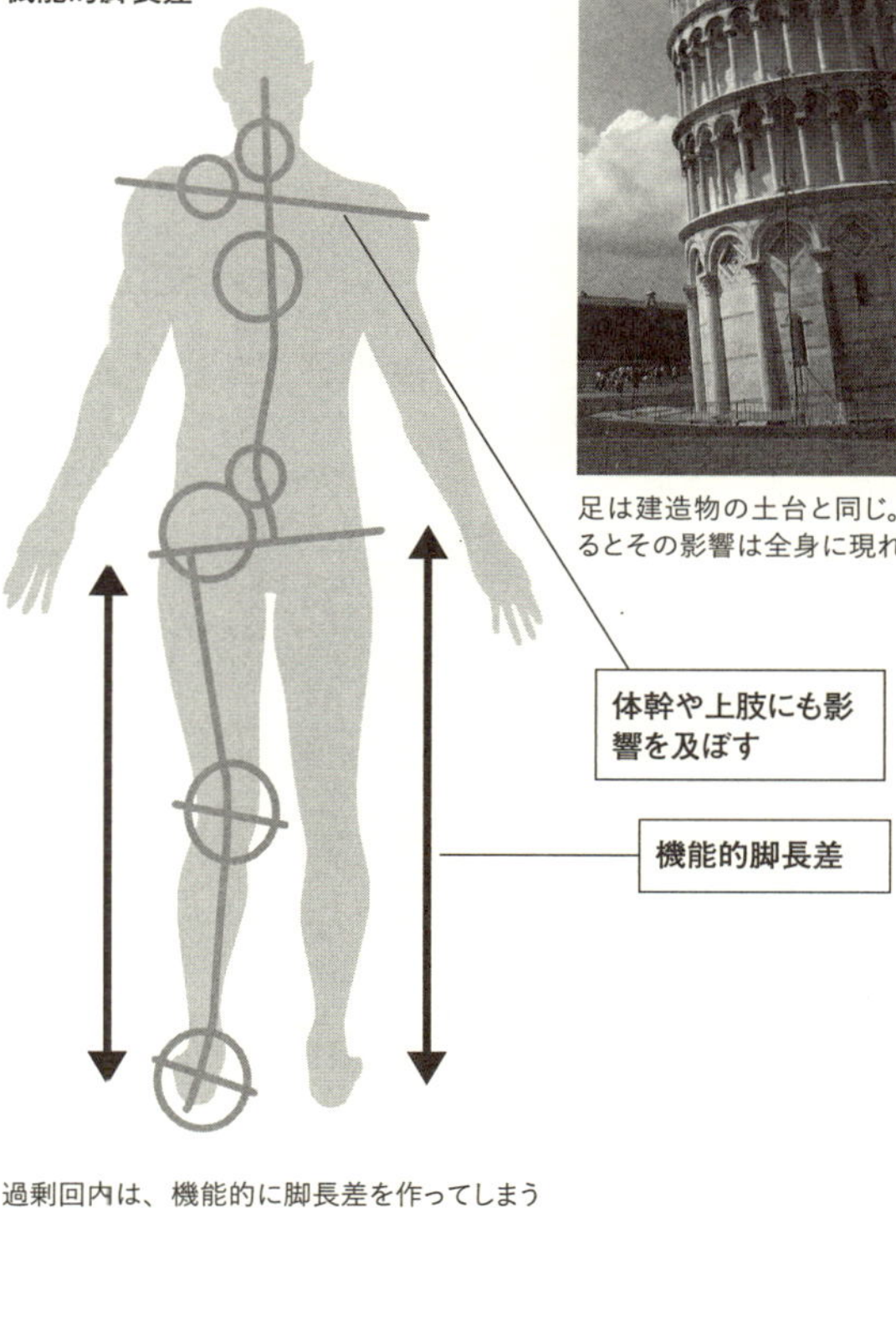

過剰回内は、機能的に脚長差を作ってしまう

しょうか？　**写真1**は、有名な「ピサの斜塔」ですが、斜めに傾いでしまったのは、土台ともいえる地盤の片側だけが沈下してしまったことが原因と言われています。つまり、足の骨格アライメントの崩れは全身を支える土台の崩れであり、ピサの斜塔同様、多くの人の体にこのような左右のバランスの崩れをもたらしているはずなのです。当然、左右の不均等は体に変化をもたらします。地球に住んでいる以上、左側に傾き続ける力が働いているはずなのです。しかし、これが原因でバタンと倒れてしまっている人はいません。つまり、私たちの体にはそうならないように無意識下で立て直す機能が備わっているのです。このような人間の体に備わっている「補う力」のことを「代償」といいます。具体的には「バランスが崩れたり十分に可動しなかったりする関節や部位の役割を、他の関節や部位が位置や運動を変化させることによって代行する体の仕組み」という理解でいいと思います。足からの代償を考えると、上に行くに従って関節が増え、体の組織のバランスも多様化してくるので、さまざまな代償のバリエーションが個人差として姿勢や動きに反映されてきます（**写真2**）。

さて、少し思い切った表現をしていきたいと思います。「代償」にはよい代償と悪い

写真2

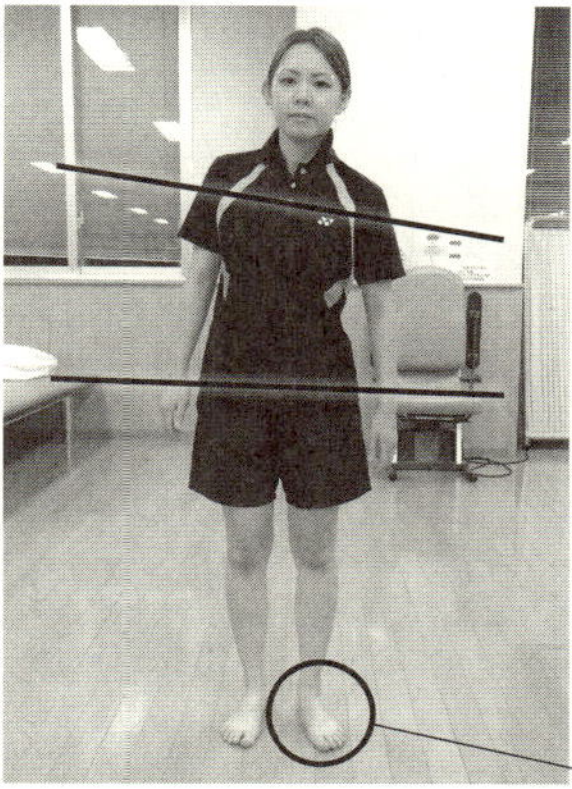

左肩が落ちている
アーチが低い方に傾く代償

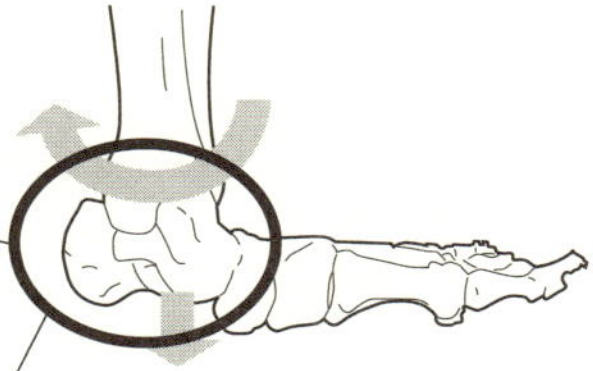

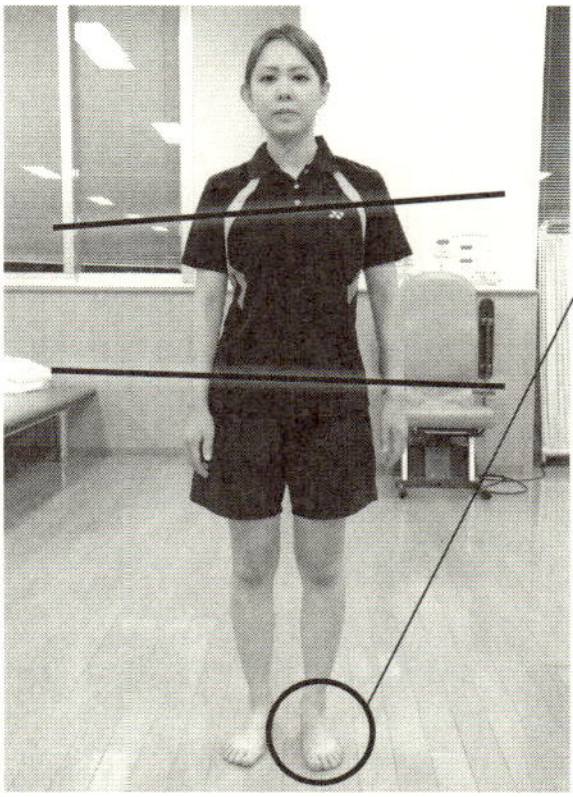

左肩が上っている
アーチが低い方に傾かず
水平に保とうとする代償

同じような足の問題でも上に行くに従って関節が増え、筋活動のバランスの状況もさまざま。その結果もたらされる立位にはさまざまな「代償」のバリエーションが見られる代償があると考えています。ただし、厄介なのがこのふたつの代償はいつも隣合わせにあるということです。「怪我の功名」ということわざがありますが……たとえば、ケガをしたアスリートや武道家が本番でいつもよりも高いパフォーマンスを発揮することがあります。この場合、必ずケガをした部位をかばう動きが伴うわけですが、不思議なことに時として体の動きがよくなったり、相手に付け入るすきを与えず、いつもよりもスムーズに結果を残したりするのです。この時、体をより効率的に動かすという無意識下での運動の変化には、ケガを負った部位の働きを補うための「代償」が必ず起きているわけです。

つまりこのようなネガティブな状況下でも体を効率的に動かすための良い代償が起こっていると考えることができます。しかし、その結果とは裏腹に、いつもはそのような使われ方をしないほかの部位の骨組みや筋腱のバランスが悲鳴を上げることも想定されるわけです。ケガのリスクを是正できたことは間違いなく体の中で「良い代償」が起こった結果ですが、「代償」の為にあらわれたイレギュラーな運動がその後に引き起こした体の不具合は「悪い代償」がもたらした負の要素をはらんだ問題なのです。

この本を手に取った人の中には足に自覚症状として何らかの問題を持っている人も少なくはないと思います。自分の状態と合わせて日常生活のレベルで考えてみましょう。「足に痛みや違和感がある、症状はないが偏平足である」など、足の問題の多くには過剰回内が関わっています。過剰回内は機能的な脚長差やスネの過剰な内旋など、足よりも上の部位にも影響を及ぼします。その連鎖は、まず間違いなく股関節や骨盤、そして背骨や体幹（コアスタビリティ）にも波及します。つまり、この波及こそがすでに「代償」が起こっている状態ということになります。たとえば左足だけが強烈な過剰回内の場合、無機質な構造物であれば左に倒れてしまいます。しかし、人間はその状態でも立って歩き、激しい運動さえもこなしてしまうのです。すごいことだと思いませんか？　この素晴らしい機能を発揮できている人間は、それだけでとても優れた代償能力を持った生物なのです。しかし、本来ならピサの斜塔のように倒れてしまうはずの自分を支え続けることはとてもたいへんです。その状態が続くとやはり、悲鳴を上げる部位が体中に出てくるということになります。その結果、足の問題がもたらした「悪い代償」が「腰痛」や「肩こり」という患部の症状として最終的に抽出されるというケースはとても多いように思われます。

さて、なぜ私が代償の良し悪しにこだわるかというと「代償」自体が諸悪の根源であるという風潮が、いまだ根強く残っているというところに危機感を強く感じているからです。左右対称になるように治療をし、トレーニングのアプローチをすることがそのよい例だと思います。人間の体に左右対称な部位はひとつもありませんし、同じ動作をしてもすべてが必ず左右非対称です。まずは、私たちが日常で機能するためにリスクをはらみながらもオートマチックに機能し続けている不思議な力「代償システム」を理解し、受け入れることが肝要なのではないでしょうか？

ここで、足の状態によって変化する代償パターンを確認できるテストを紹介しましょう。一時的に足の構造をできるだけよい状態にする手軽な手技があるので、まずは一緒にやってみましょう。雑巾絞りの要領でカカトを**写真4－①**のようにおさえて、ツマ先側を外側から内側に軽い抵抗がかかるまでひねります（こうすることで緩んだ足の骨の結束が一時的に強まる。）。ポイントは軽く抵抗がかかる程度で行なうことです。これを行なったあと立ちあがり、**写真3**で解説している肩の運動をしてみましょう。足踏みをすればリセット（**写真4－②**現状の自分の状態に戻る）するので、今度はリセットしたあとに再度同じ運動を行ない、関節の可動域を比較してみてください。個人差はありますがきちんと動作ができれば、ほとんどの人におもしろい現象が起こります。その変化こそ、足の状態を反映した代償パターンの変化ということになります。もちろん、可動域は広がったほうが良い代償がおきているということになります。これらのことから、足の変化が上肢（肩や腕）の運動にまで影響を及ぼすということ分かってきました。

写真3

肩の運動

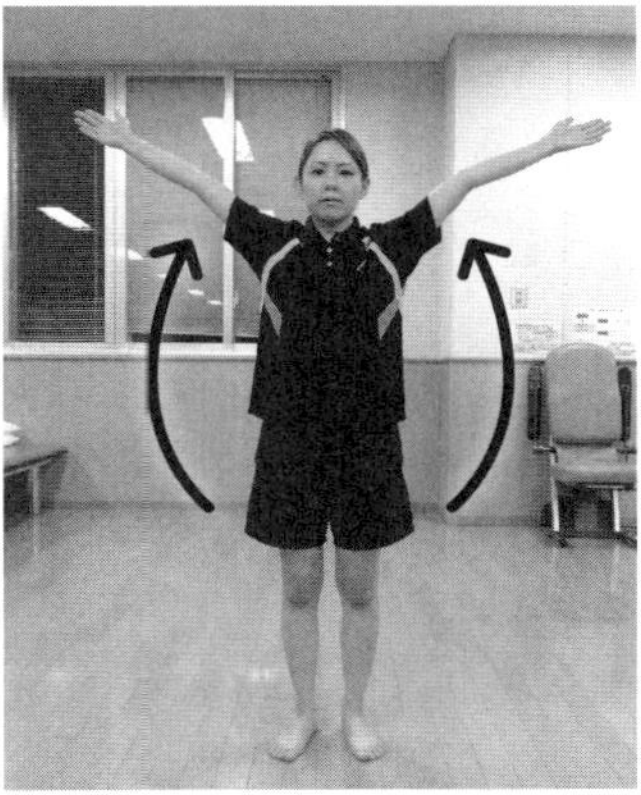

手を正面に向けたまま両腕同時に体と平行に上げていく。肩に動きに抵抗感が現れたらそこがスムーズに動く範囲、可動域だ

腕が前に出る 手が内側向く

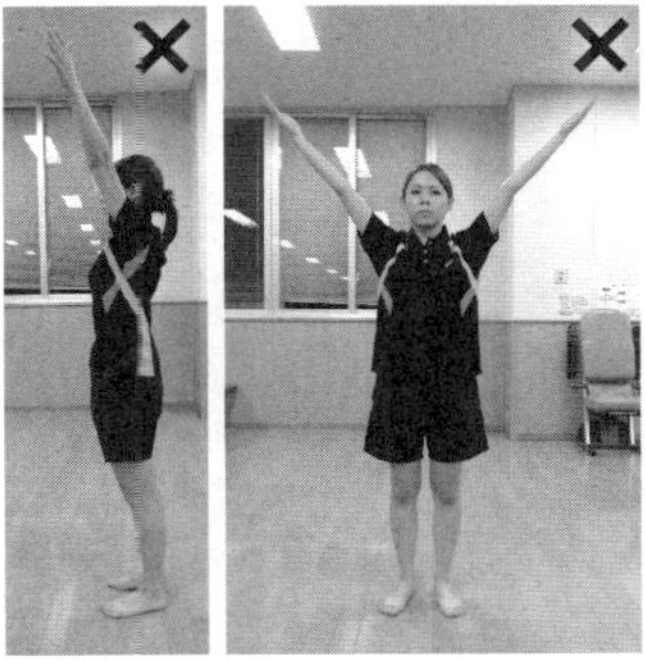

手が内側を向いたり、腕が前に出たりすると簡単に上がっていってしまうので注意

写真4

足の状態によって、肩の可動域の変化を体感しよう

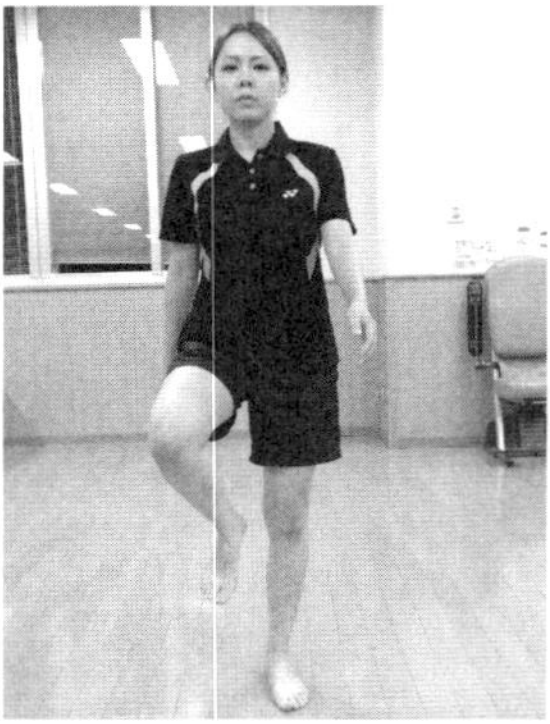

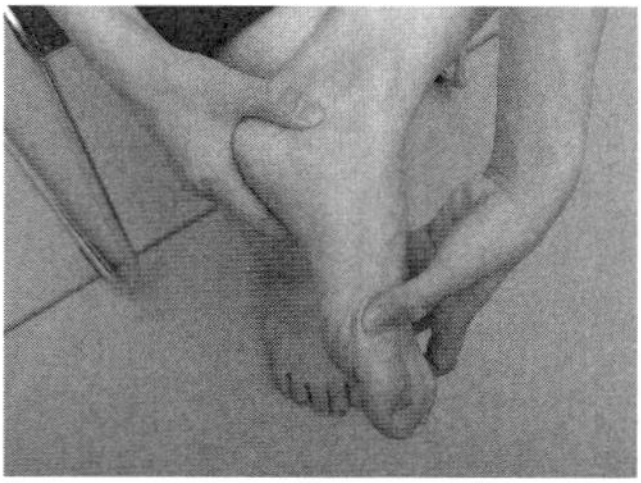

①雑巾絞りの要領でカカトをおさえながらツマ先をひねり、足の骨格を整える

②足踏みをして元の状態に戻す

可動域が少ない

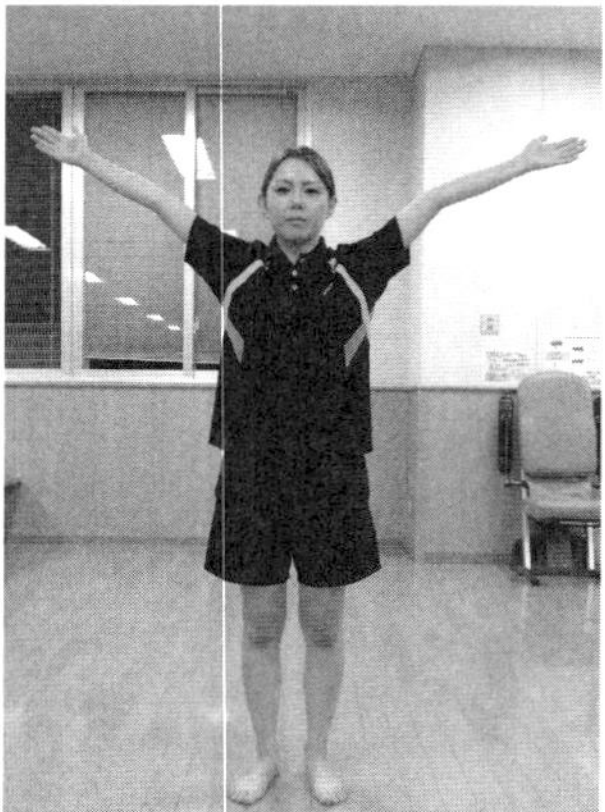

可動域が大きい

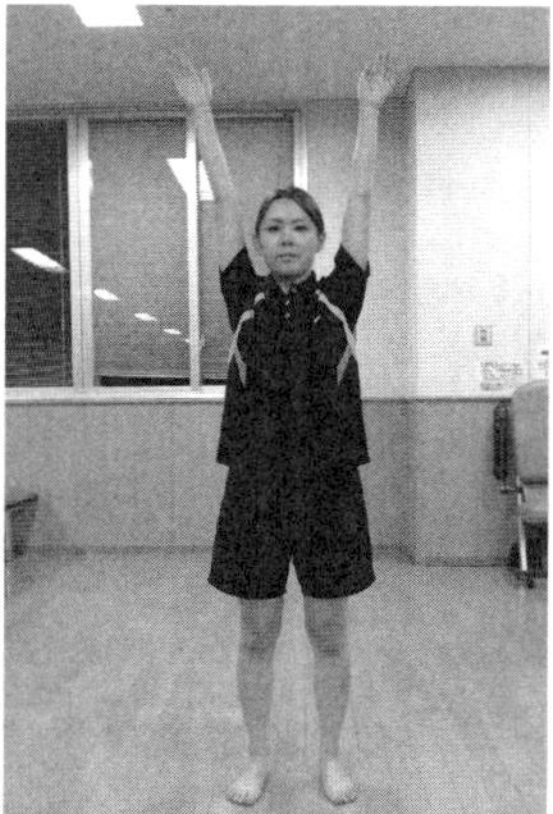

True knowledge about feet
CHAPTER 3

体幹バランスと足の問題

前項では足の問題が、肩の動きまで変えてしまうということを紹介しました。整理すると、足の変化は必ずスネへと連鎖し、下肢から骨盤に波及し、体幹へと連なっていきます。体幹が変われば当然、上肢の位置や運動も変わるということになります。さて、今度は「体幹が変われば……」のところに着目していきたいと思います。

体幹の要となるのがお腹まわりですが、ご存じのように腹部には骨がなく、背骨だけで体幹から上の重い荷物を背負っているのです。背骨の位置関係からして、背骨だけで支えるのには力学的に無理があります。では、何がこの重い荷物を支えているのでしょう？　腹部には上下左右前後に内臓を包むような形で機能するいくつかの筋や筋膜があります。このユニットをまとめてコアといいます。そして、このコアの安定性のことをコアスタビリティといいます。このコアこそが姿勢を保つためにとても重要な役割をはたしているのです。たとえて表現すると「コアスタビリティが安定している」＝「お腹の中に空気がしっかりと充填された風船が入っていて、その圧力で体幹から上の重い荷物を支えている」というイメージ（**写真1－1**）がしっくりくるかもしれません。

逆に風船がしぼんでしまうと、猫背のような悪い姿勢（**写真1－2**）になってしまうのです。このような現象を「腹圧が高まる、弱まる」と表現します。

さて、ここから足と腹圧（コアスタビリティ）の関係を解説していきます。ここで紹介する内容は現在、一緒に足部に関するセミナーを展開している運動器と神経のふたりのスペシャリストから学んだことです。私が日ごろから「なんでそうなるのだろう？」と思っていた動作時に起こるさまざまな「足と体」の不思議な現象についても、説得力のある裏付けとして結び付けていくことができました。

ここでは足の構造が変化することで腹圧が変化するという実験を行ないます。これは、腹圧を評価するのにとても有用なテストです。**写真2**のように負荷をかける側の腕を伸ばし、肩のラインを平行にスライドさせて同側のお尻で支えます。そして、パートナーの人は首の付け根に近い部分を垂直に押し下げてください。評価される側の人はその姿

写真1-1

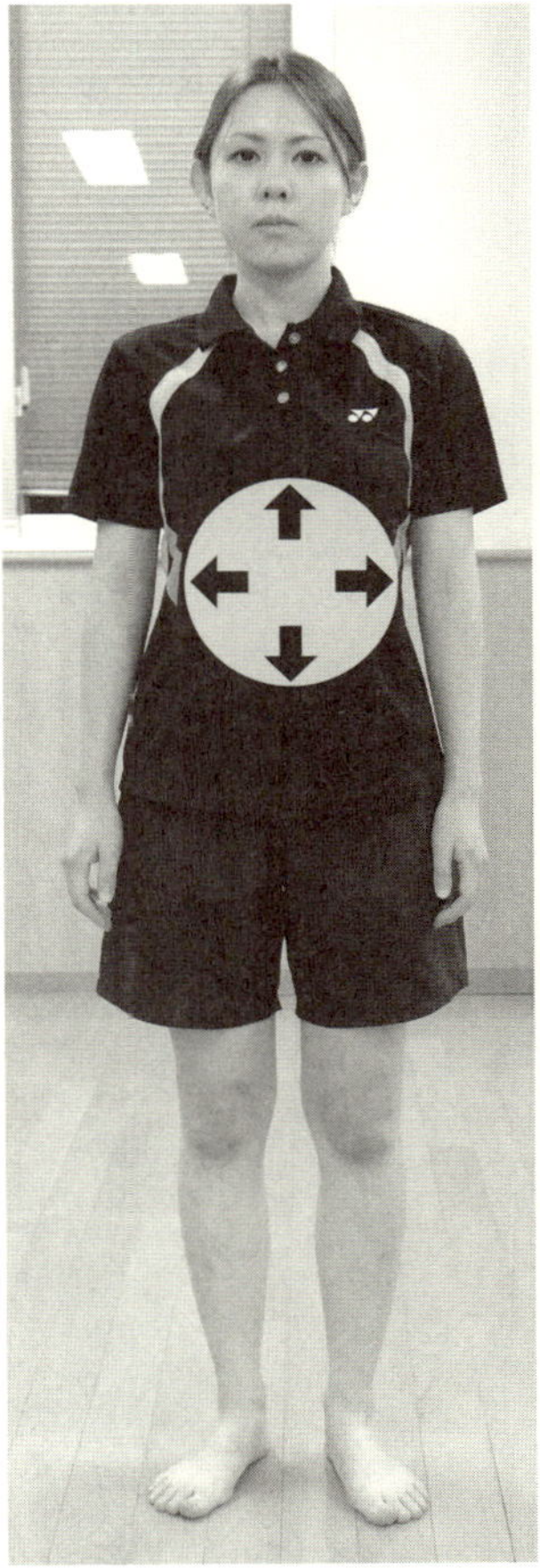

写真1-2

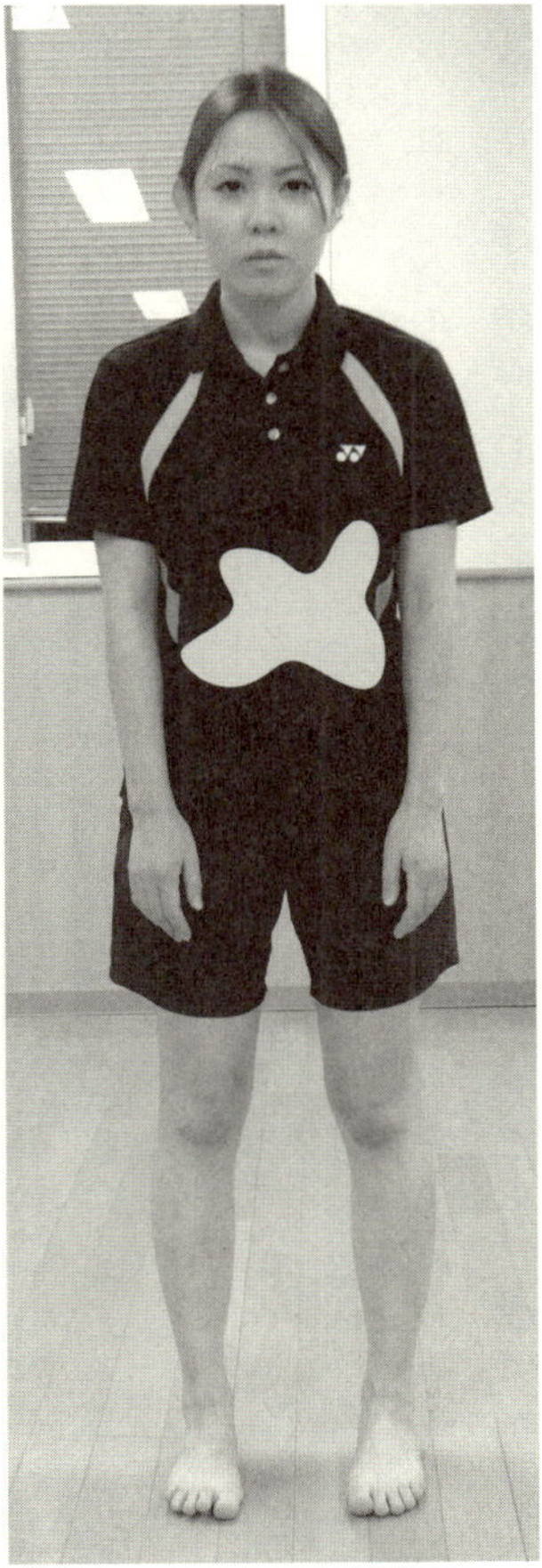

腹部には背骨以外に骨格構造がない。腹部の深層にあるコアマッスルがつくる「腹圧」によって体幹バランスが保たれている。つまり、お腹にある風船がしぼんだり、張りつめたりすることで体幹バランスを維持している

勢を保つようにがんばってみてください。コアが働いていれば**写真3－1**のように楽に姿勢を保つことができるでしょう。しかし、コアが十分に働いていない場合は**写真3－2**のように、いわゆるアウターマッスル（体の外側にある筋肉でどちらかというと努力感が伴う動作で優位に働く）が代償して支えようとしますが、バランスを保てず、力のかかるベクトルどおりに崩れてしまいます。これは「本業ではない仕事をやってはみたもののうまくいかない」というイメージで言うとわかりやすいかもしれません。

私はアスリートと関わることが多いのですが、筋骨隆々で暇さえあればマシントレーニングで筋肉をビルドアップしている選手が自信満々でこのテストに臨みます。するとどうでしょう、ものすごい体をしている人の多くは、ひっくり返ってしまいます。話を聞くと「体幹トレーニングはしっかりとやっているつもりだった」と口をそろえます。コアスタビリティは「筋肉を鍛える」という発想では向上させることが難しいのかもしれません。

では、ここで肩の可動域のテストを行なった時と同じことをして、くらべてみましょう。まずは、基本情報として左右どちらの姿勢をとった時にコアの働きが弱いかを確認

写真2

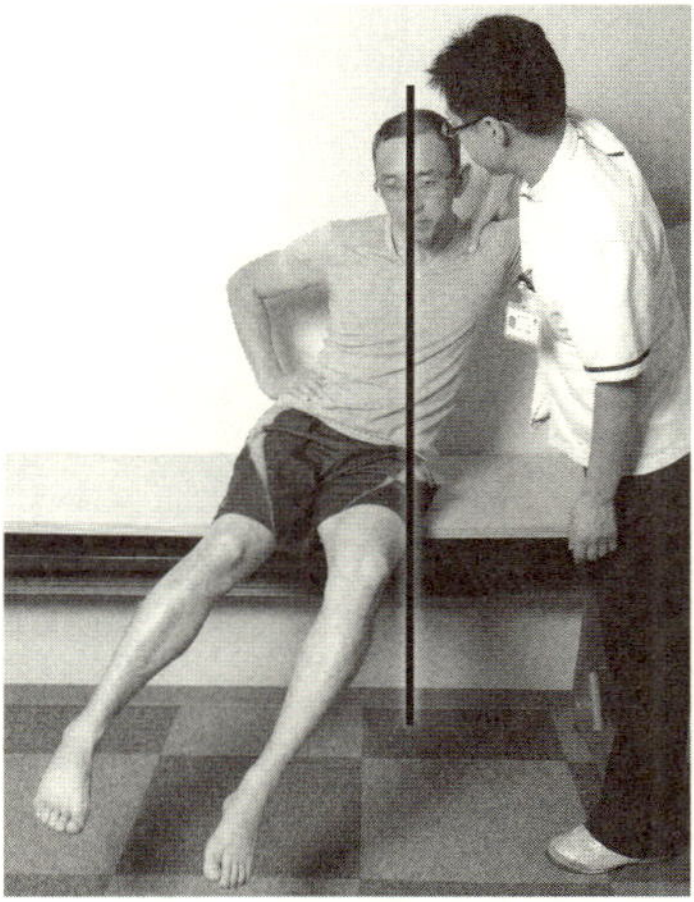

負荷をかける側の腕を伸ばし、肩のラインを平行にスライドさせて同側のお尻で支える。パートナーは首の付け根に手を置き、垂直に下に押し下げよう。モデルはその負荷に耐えてみよう

写真3-1

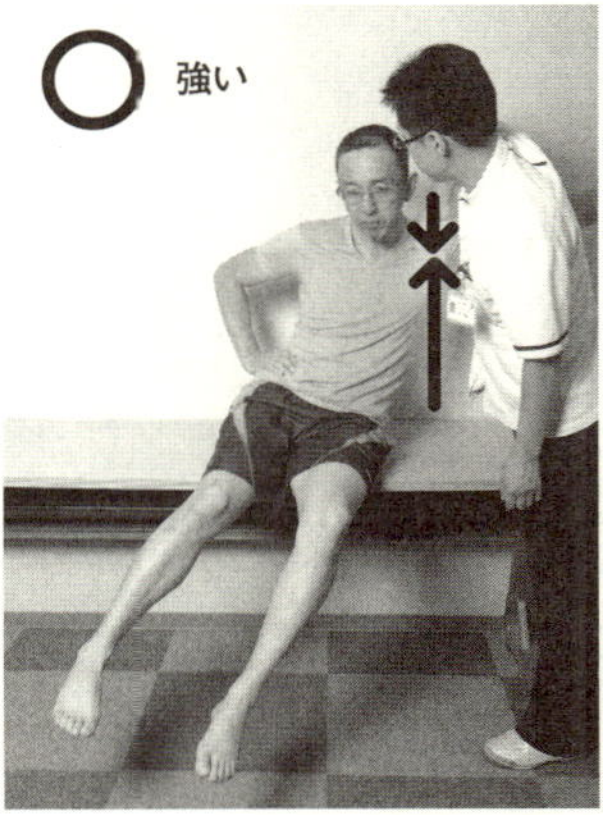

写真3-2

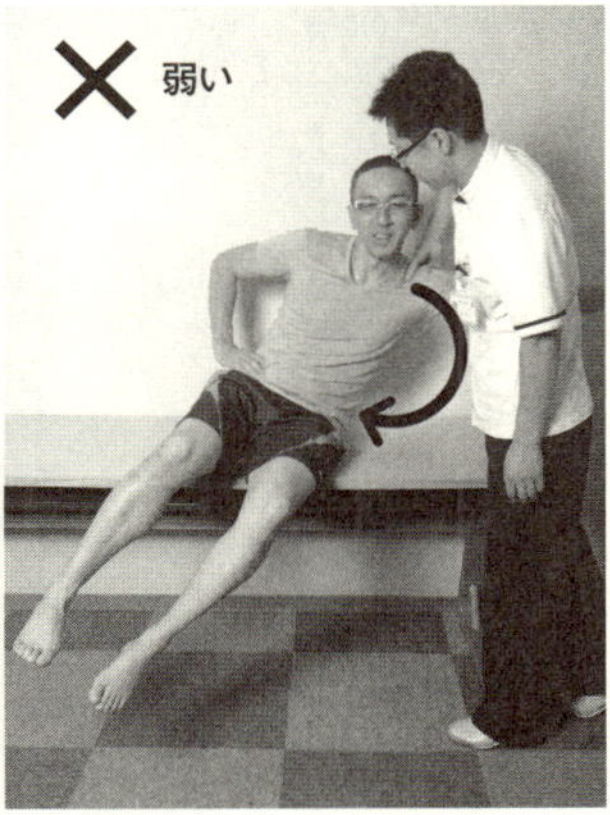

パートナーの人は首の付け根あたりを垂直に押し下げる。まずは、何もせず左右どちら側が弱いかを評価してみよう

します。次に、先に紹介した雑巾絞りで両足を一時的に整えてからテストを行なってください（**写真4－1、4－2**）。そして最後に足踏みをしてテスト（**写真4－3、4－4**）。いかがでしょう。足が整うと姿勢が安定し、コアスタビリティ、つまり腹圧が高まったことが確認できたと思います。しかし、足踏みをしてリセットすると、姿勢を保てない人のほうが多いはずです。コアのバランスがよく、変化を感じにくい人もいると思うので、そういう人はわざと拇指球側から接地する足踏みをして、過剰回内を無理やり作ってみてください。

そうすると腹圧が一気に弱まって「ひっくり返る」か「潰れる」かのどちらかの現象が起こるはずです。

いよいよ「足」と「コア」がつながってきましたね。

つまり、二足直立歩行を可能にした人間が手に入れた素晴らしい機能「コアシステム」が「足」次第で、変化してしまうということなのです。実は、この腹圧の変化を導くスイッチはほかにもいろいろあります。みなさん、体幹を鍛えると言えばなんとなくおなじみの腹筋運動をイメージするのではないでしょうか？　では、いわゆるオーソドック

足の状態によって、肩の可動域の変化を体感しよう

写真4-1

足の雑巾絞り

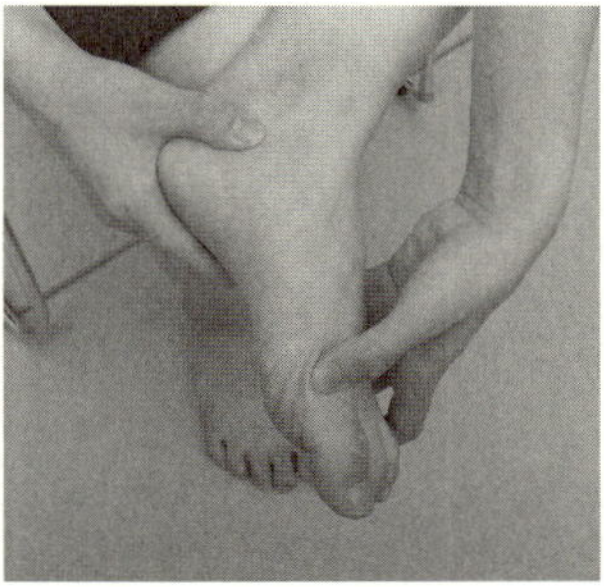

写真4-2

コアは高まる

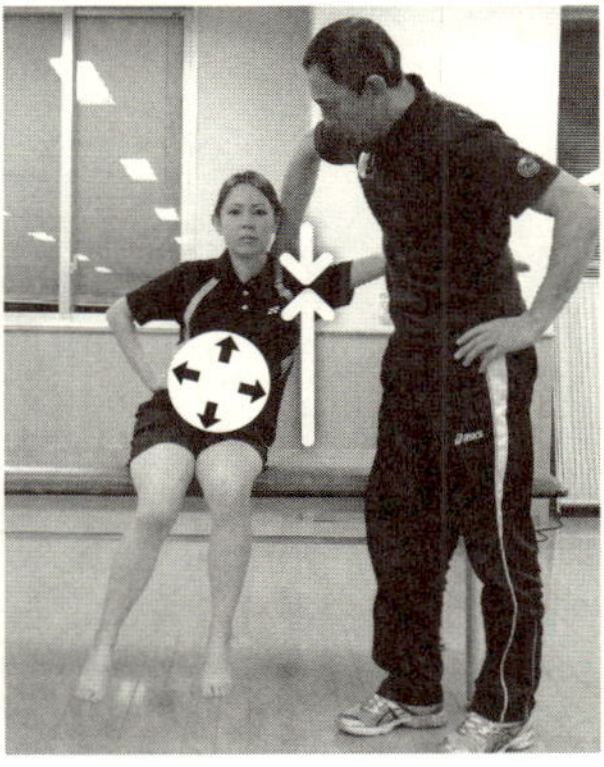

写真4-3

足踏みをするだけ

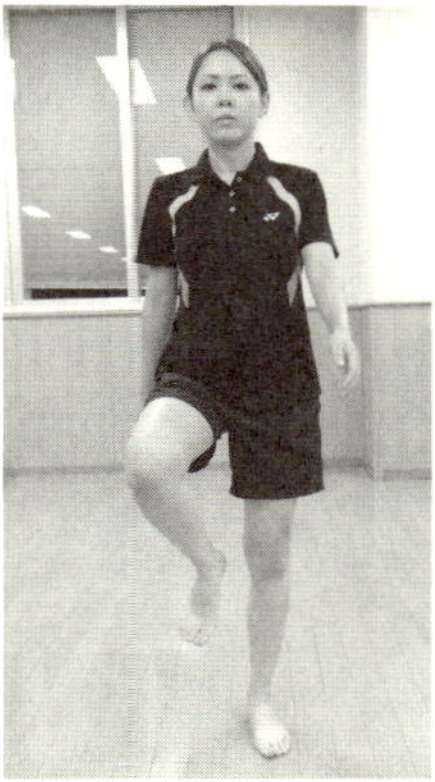

写真4-4

腹圧は弱まりひっくり返る

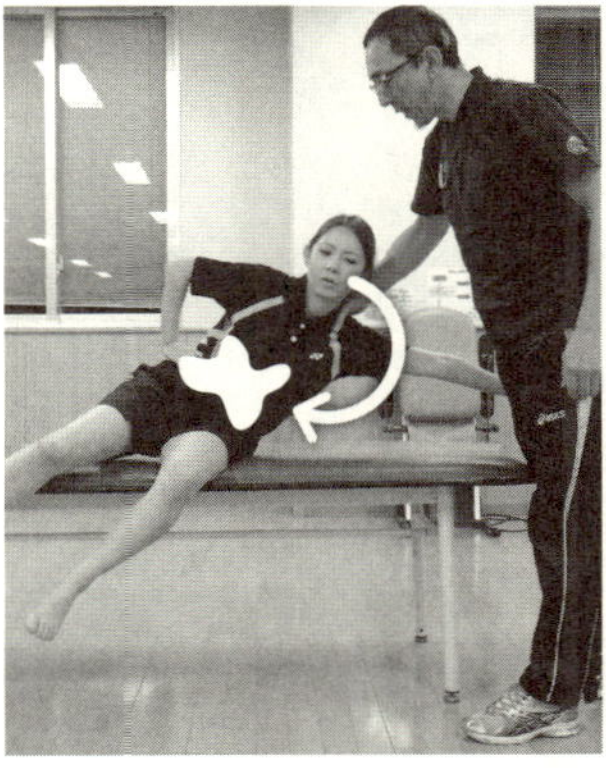

スな腹筋運動を五回くらい行なってみてください。そして、このテストでコアの状態を評価してみてください。体幹を鍛えているはずなのに残念な結果になる人がほとんどだと思います。

話を戻します。「腰痛」や「肩こり」などの体の問題と足の問題がどうかかわっていくかというテーマだったのですが、ここにきてコアスタビリティと足の問題が強くリンクしているということがわかりました。先に紹介した代償パターンもコアの状況次第で大きく変わってくるのです。「腰痛」や「肩こり」も日ごろの姿勢や動きが作っています。コアスタビリティが減弱した状態では本当の意味でのよい姿勢や動きは作り出すことができないはずです。

イラスト1は足の過剰回内が下から上へと、体に起こす負の連鎖による代表的な代償パターンをまとめてみたものです。足の問題である過剰回内が脚の内旋を生み、骨盤は前傾し、腹圧が弱まり、さらに肩や首、腕や手にも影響を及ぼしていきます。このような姿勢を見たら、コアが不安定だと評価できるということになります。

イラスト1

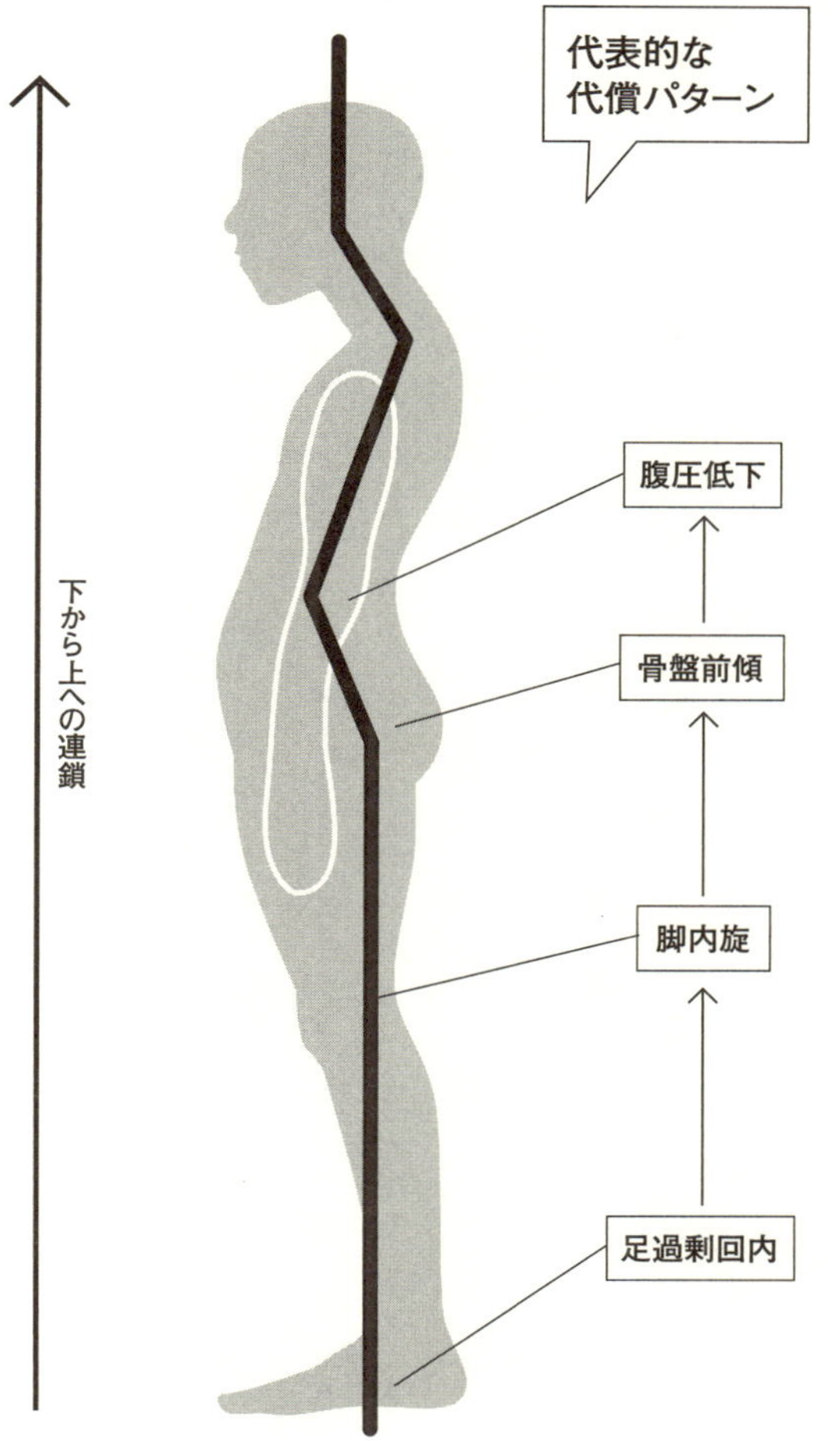

足の過剰回内からの連鎖でよく見られる代償パターン。このような姿勢の人は腰痛や肩こりを発症しやすい

True knowledge about feet

CHAPTER 3

良い姿勢と悪い姿勢

代償のところで説明したように、足元の崩れから順番に上に向かって姿勢が崩れてくるパターンには人によってバリエーションがあります。なぜなら、足より上にはたくさんの分節があり、筋活動のバランスも人それぞれだからです。そのため、日常で取っている姿勢の良し悪しを一言で言い表すことについては再考しなければならないように思います。

小さいころから学校で習ってきたよい姿勢の代名詞とも言うべき立ち方に「気をつけの姿勢（**写真1－1**）」があります。足をそろえ、ヒザと背筋を伸ばして、アゴを引く姿勢です。今でも「姿勢が悪い」と指摘されると思わず「気をつけ」に近いイメージで姿勢を正そうとする人は少なくないと思います。木寺先生の著書「錯覚のスポーツ身体学」（東京堂出版）でも紹介されていますが、戦前の軍事教科書「歩兵操典」の中で紹介されている「気をつけの姿勢」（**写真1－2**）は私たちのイメージとは少し違っています。背筋は伸ばしますが、上体をやや前傾させヒザを伸ばしきりません。肩を引き、力を抜いて少し下げ、アゴはむしろ少し前に軽く出すような姿勢になります。一見、堅苦しい姿勢に見えますが、案外リラックスした立ち方になります。「不動の姿勢」とも言われていたそうです。

「不動」には実は深い解釈があります。「動かざる姿勢＝いつでもすぐに動くことができる姿勢」であり「動けざる姿勢＝すぐに動くことができない姿勢」ではないということです。不動の姿勢とは、動きやすいようにふわりと軽やかに立っていることなのです。しかし、私たちが教わってきた「気をつけ」はしっかり地面を踏みしめて微動だにしない、いわゆる「動けざる姿勢」になってしまっているようです。

よい姿勢は意識して作ることができると思っている人が多いと思いますが、なかなかそうはいきません。なぜなら、これまで解説してきたように、足に問題のある人が足元の問題に気付かず、背筋を一生懸命伸ばそうとすると無理な代償が起こり、体にとってはストレスの多い姿勢をとってしまうことがあるからです。

写真1-2

不動の姿勢に近い姿勢

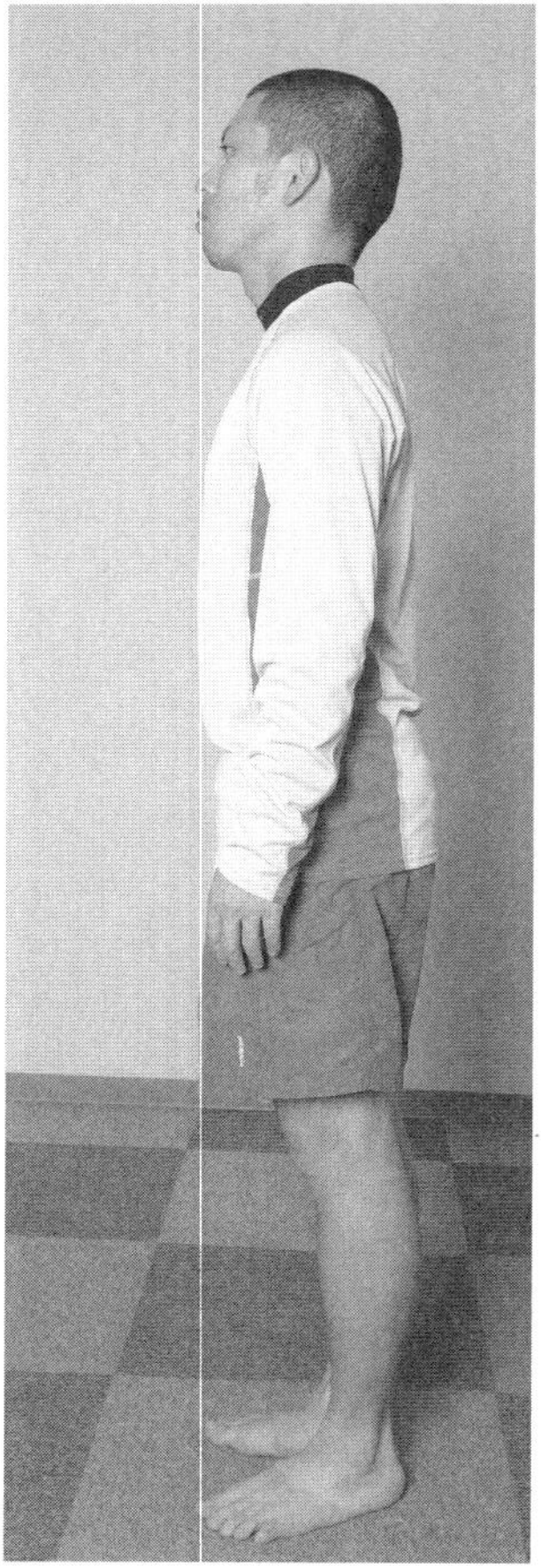

不動の姿勢に近い次の動きが作りやすい姿勢

写真1-1

学校で習った気をつけ

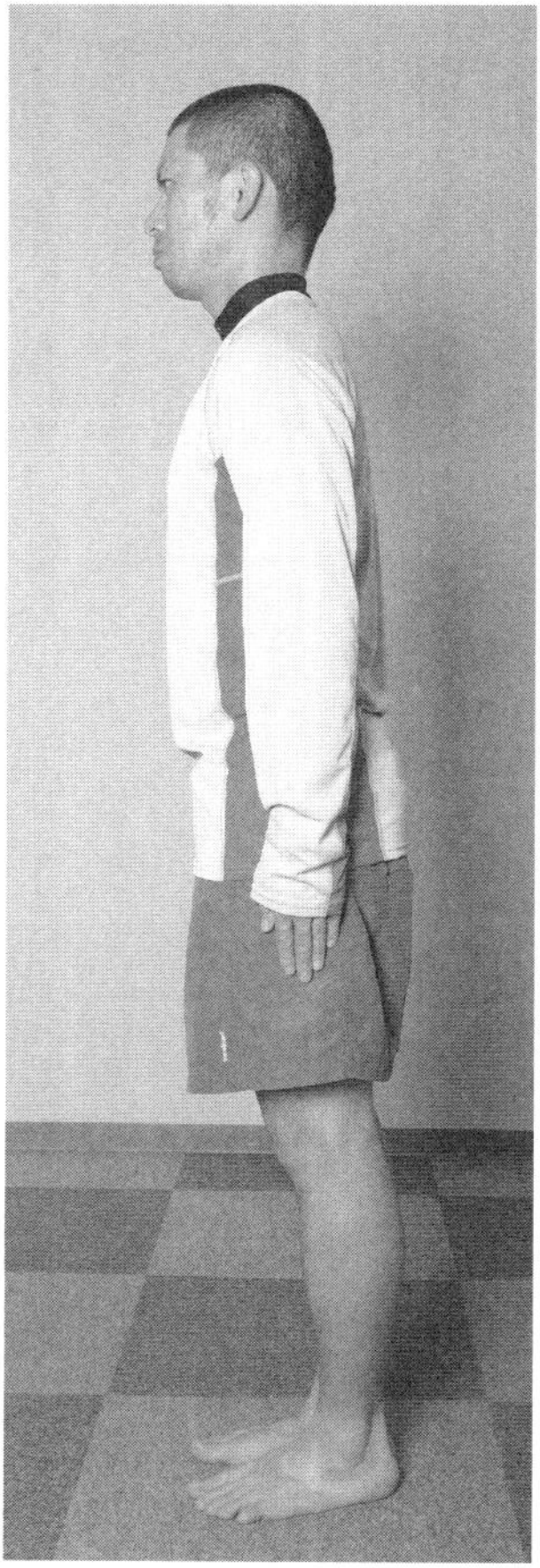

学校で習った姿勢

では、土台である足と下腿（スネ）の理想的な位置を考えてみましょう。これはあくまでも、定義上の理想的な位置ですが、ひとつの目安とするといいでしょう。**写真2**のように下腿下3分の1のところに仮想の中心線を引きます。そして、足の第2指の付け根とその線を結んだ位置でがんばって立ってみてください。おそらくほとんどの人が脚を外旋し、お尻の割れ目をくっつけるようにしなければ作れない姿勢になってくると思います。それが自然にできている人はおそらく体幹や肩まわりもすっきりとした見た目のいい姿勢になっていると思います。自然なはずの立ち姿が現代人にとってはつらい姿勢になってしまっているのです（**写真3**）。

先ほど紹介した「不動の姿勢」は一見不自然な姿勢に見えますが、実は足部から見ても実に理にかなった立ち方をしているということが言えます。だからと言って、この姿勢が実用的かどうかというのは別です。動きやすいという論点からすると、足をそろえているより斜《はす》がまえのほうが断然いいですし、手も体の横にきちんと置いておく必要がないからです。規律ある軍隊の中で奨励されていた姿勢ということになると思います。

さて、足から考察する立位姿勢の良し悪しについて話をすすめてきましたが、昨今、

写真2

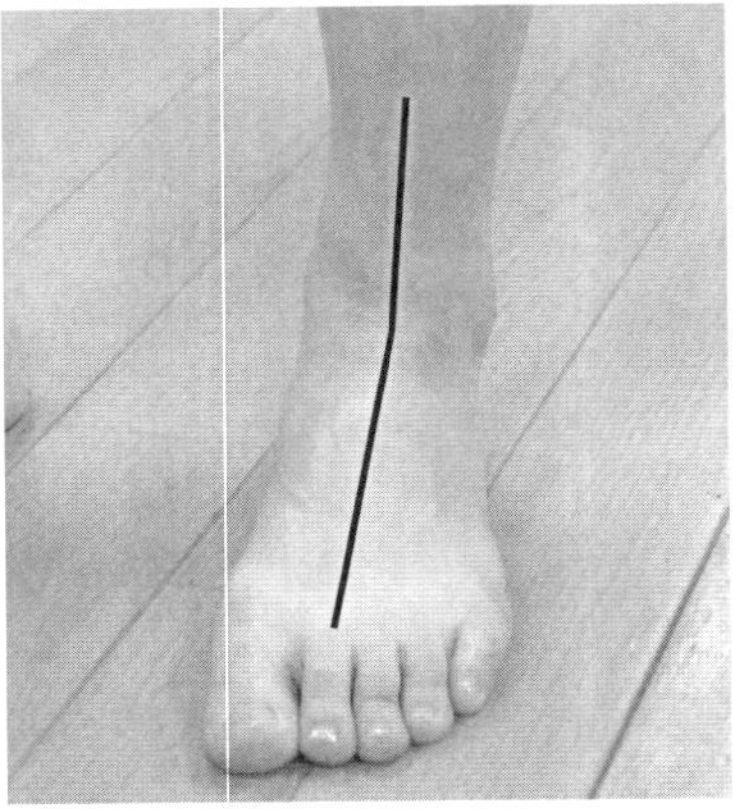

スネの下3分の1の中央に引いたラインと、第2指の付け根がそろう位置が理想的な位置関係だと言われている

写真3

アフターの立ち方

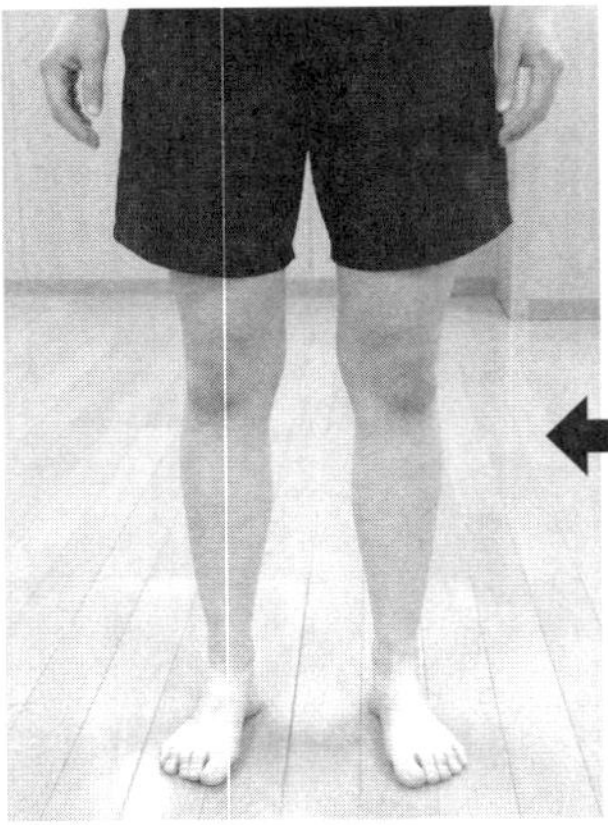

スネと足のラインを合わせた立ち方。ヒザと足が理想的な位置関係になる

ビフォアの立ち方

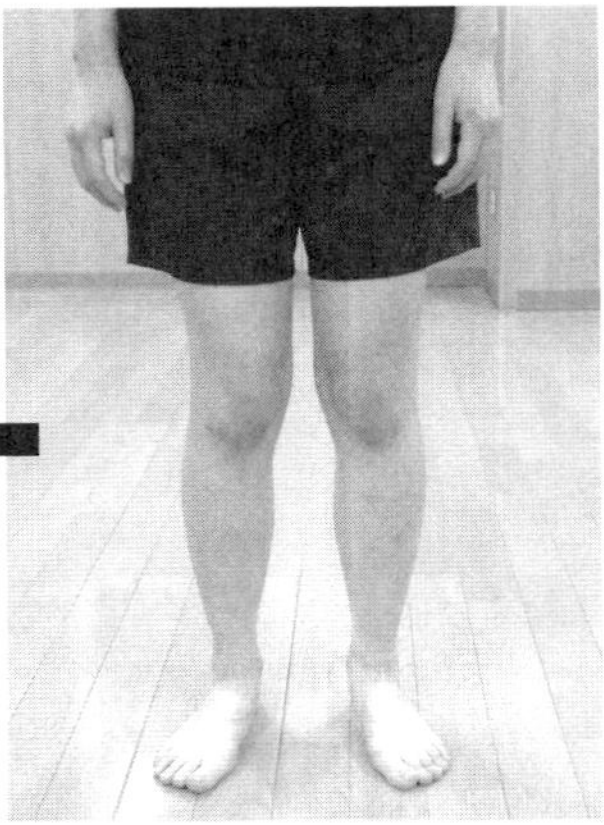

スネと足のラインを合わせる前の立ち方。ヒザが内側を向いている

非常に危惧している立ち方があります。おそらく十数年前まではここまでひどくなかったと思うのですが……**イラスト1**をご覧ください。身近にもこのような立ち方をする女の子がたくさんいると思います。目に見えてわかるのは内股で立っているということですが、着物でしゃなりしゃなり歩く時の内股とは話が違います。この立ち方をする（むしろこのようにしか立てなくなってしまっている）女の子は、ほとんどの場合、重度の過剰回内です。足部の状態もさることながら、大腿骨（腿の骨）の付け根のねじれの角度（前捻角）などに異常をきたしている場合も多く、スネの骨の湾曲が強いためO脚になっているのが特徴です。アメリカの足病医が来日すると、日本人女性のこの異様なフォルムに目を丸くします。

この十数年で何が起こってしまったのか……いろいろと仮説は立ててたものの、確信を持てるものにたどり着いていないというのが正直なところです。

しかし、発育環境の変化や日常レベルで劇的に変化した習慣などが少なからず影響を及ぼしているのではと考えています。たとえば近年、赤ん坊の時にハイハイをする期間がとても短いと聞きます。この時期に整えられる骨格や体のバランスが非常に重要だと

イラスト1

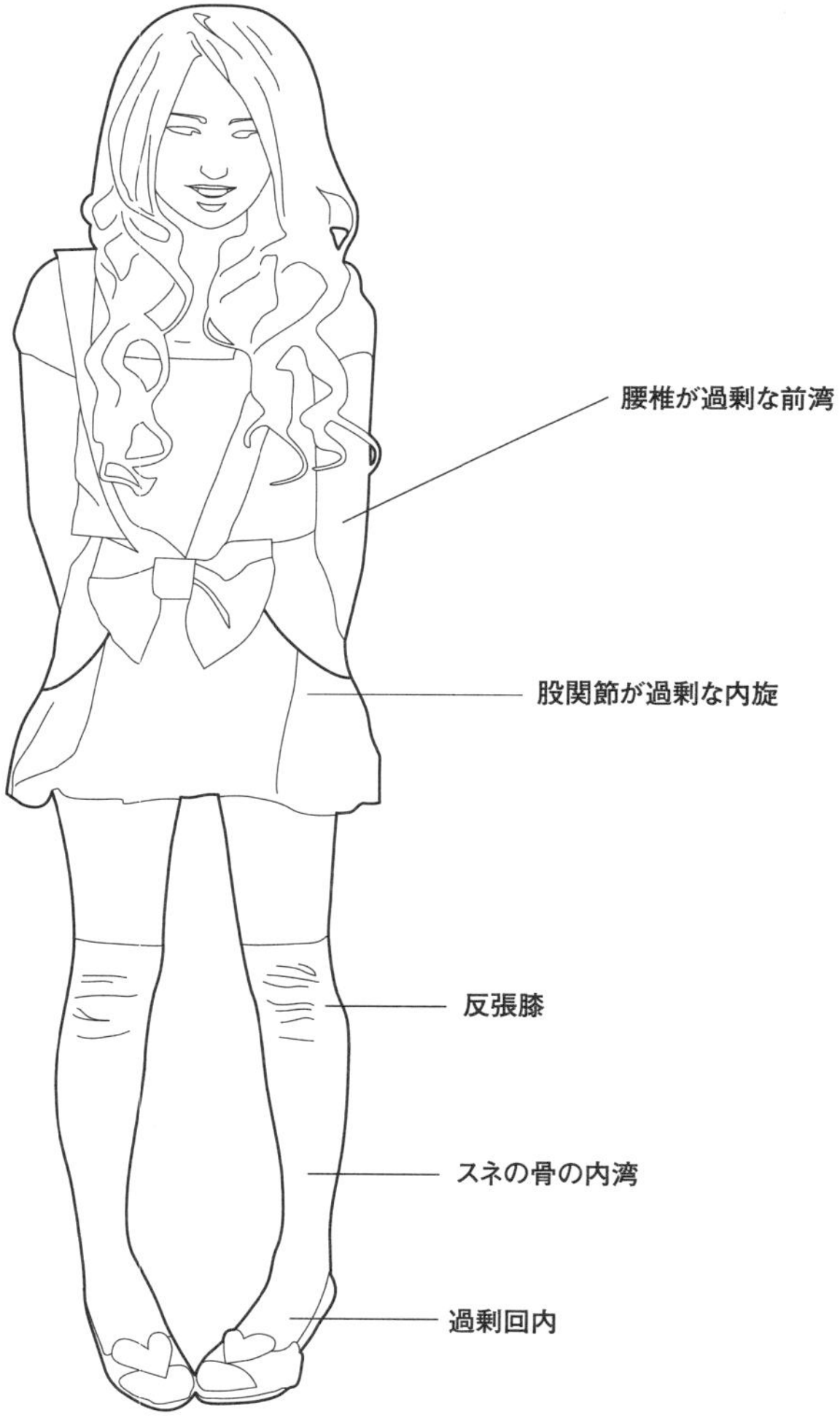
腰椎が過剰な前湾
股関節が過剰な内旋
反張膝
スネの骨の内湾
過剰回内

言われていますが、すぐに立たせてしまう、または居住空間が狭いため、つかまり立ちをしやすい環境がすぐにあるなど……。この辺は、とても気になるところです。

生活習慣での大きな変化で思い浮かぶ携帯電話の普及などは、人々の姿勢そのものに大きく影響しているように思います。ご多分にもれず、私も電車の中や待ち時間などでもついつい画面を凝視する姿勢をとってしまいますが、どう見てもよい姿勢とはいえません。

このように自分なりに検証をしているところですが、立ち方が体に及ぼす悪影響は計り知れないと考えています。過剰回内の女性の足を評価してきましたが、若い女性でも「腰痛」「肩こり」の症状をはじめ体中に不調をきたしている人がとても多いことや若年層で婦人科の重い病気にかかる人が増えていることは、少なからず影響があるのではないかと考えるところです。

さて、**写真4**のO脚の女性は、下肢の構造上の問題で変形性膝関節症を発症しています。このような脚の人の足がどのようになっているか想像してみてください。

O脚の形から想像すると、足の外側に体重が乗り、土踏まずが高い状態、つまり硬い足で歩いているとイメージする人が圧倒的に多いのでしょう。しかし、逆です。実は、過剰回内の場合が非常に多いのです。重度の偏平足の人も少なくありません。評価する側は、先入観や見た目に惑わされないようにしなければいけません。

足の問題が体の状態にいかに影響を及ぼしているかという話に終始しましたが、ひとつ押さえておきたいことがあります。「すべてが足から始まっている」というわけではないということです。体のどこかに不具合があって、それをかばうための代償としての姿勢が下半身に影響をおよぼし、足を過剰に回内させてしまう、そして、過剰回内になった足が、今度は動作上において脚から上の部位に不具合をもたらす、というケースも十分考えられるのです。卵が先か鶏が先かという話になってしまいますが、私はこの現象を「魔の残念スパイラル現象」と呼んでいます。治療においても、あちらを立てればこちらが立たずという経験をされている治療家も多いと思います。「足」という砦で、何とかしてそのスパイラル現象を食い止めることが私の仕事だと思っています。

写真4

変形性膝関節症の患者

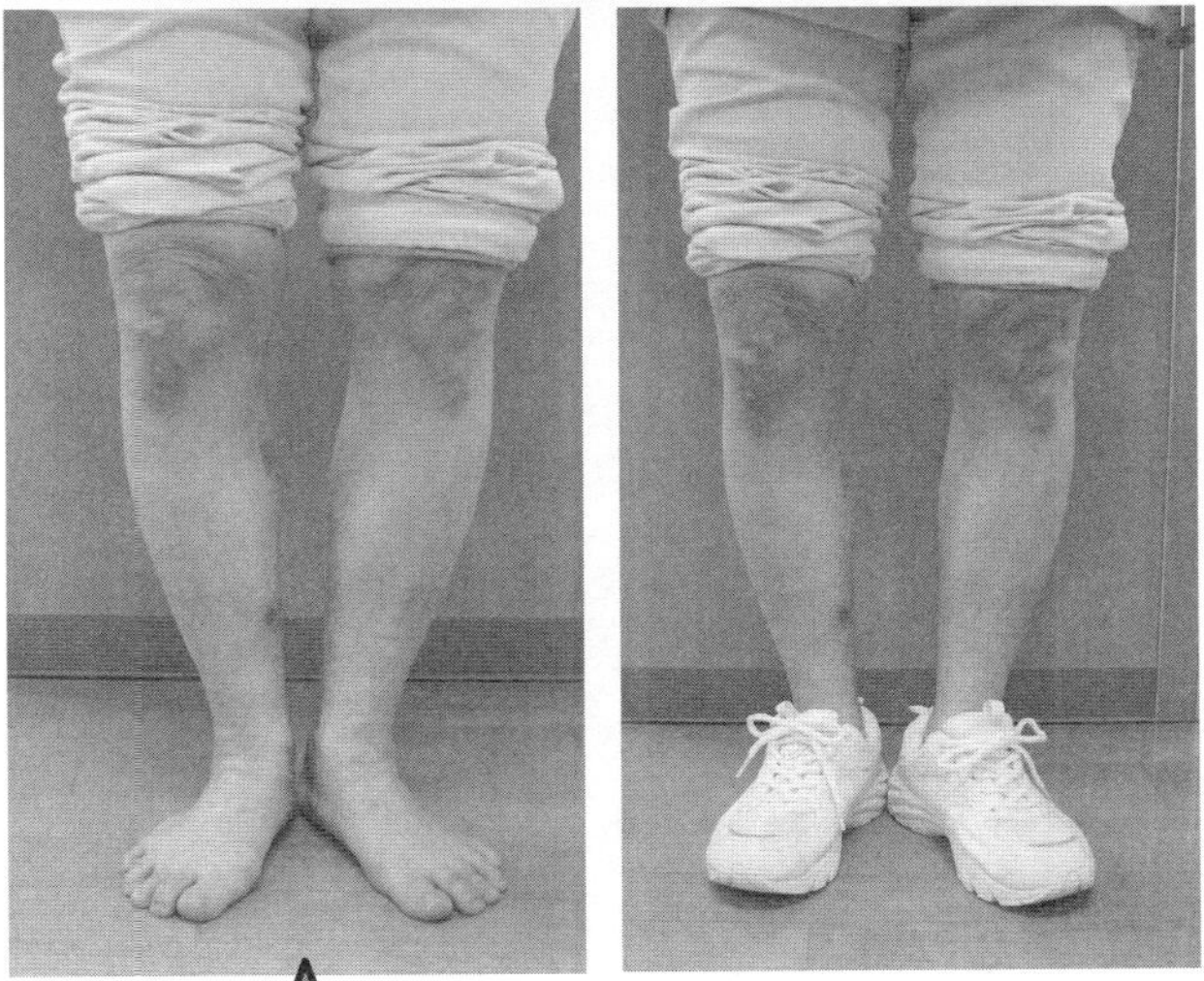

靴を履いていると硬い足（回外した足）で立っているように見える

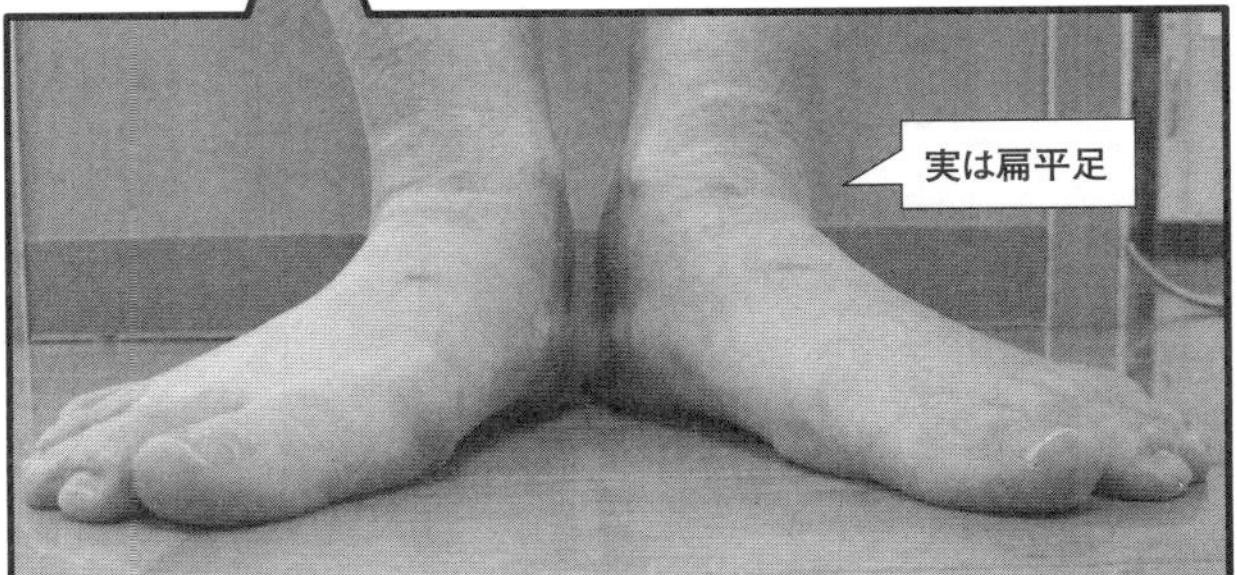

このようなはっきりとしたO脚でも実は過剰回内が起き、アーチが低下している場合がほとんど

True knowledge about feet

CHAPTER 4

立つこと歩くことを考える

しっかり立つ、踏みしめて歩くが本当にいいの？

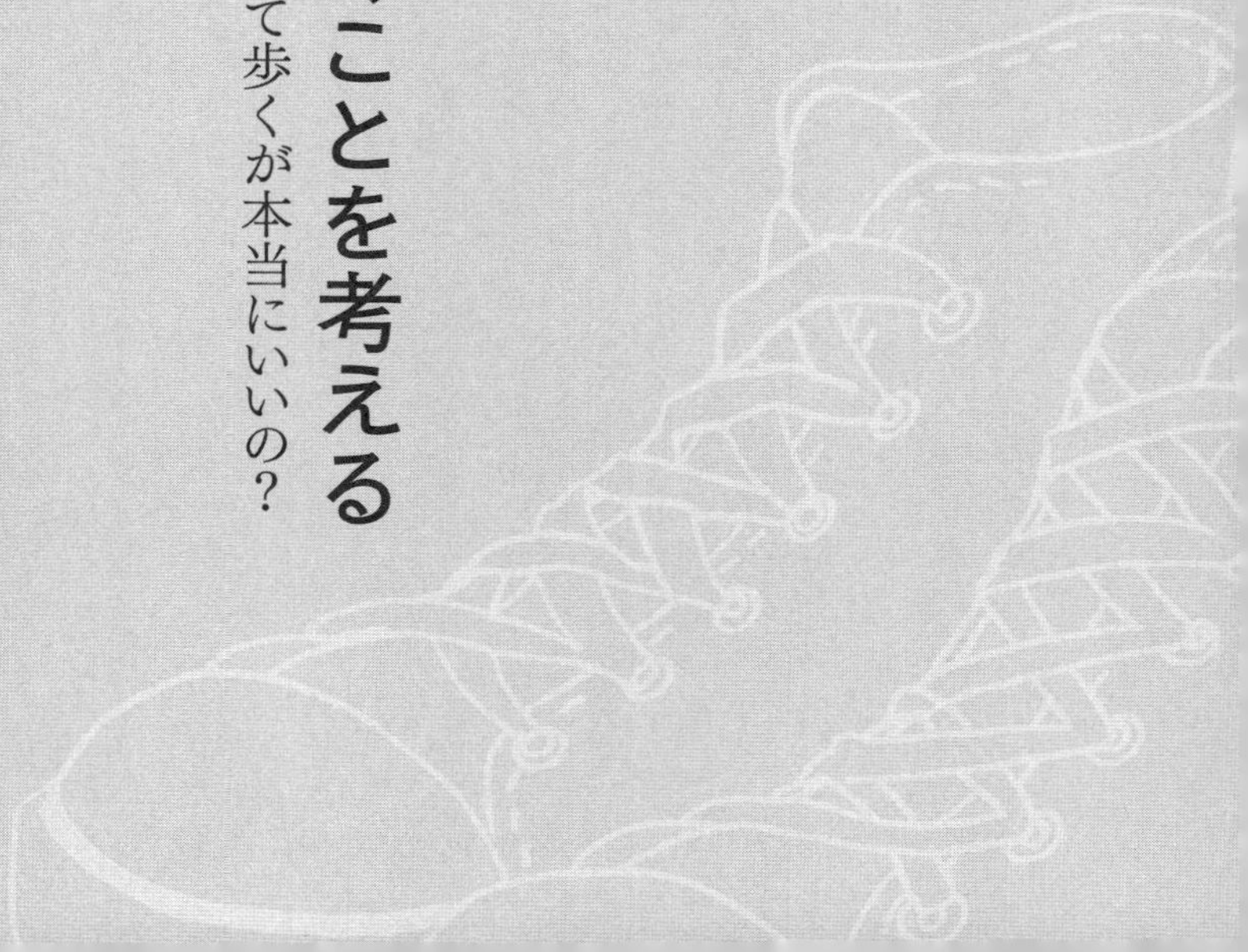

True knowledge about feet

CHAPTER 4

「立つ」はすでに運動

この章からは、日常生活やランニングなどのスポーツを行なう時に必要な概念「動く」ということについて、私なりの解釈ですすめていきます。まずは「立つ」というテーマから始めましょう。

「立つ＝静止」というイメージがありますが、実はどんなにじっとしていても人間は動き続けています。ペアになって、ひとりは絶対動かないというつもりで立ってみてください。そして観察するほうの人は「本当に静止」しているかを評価してみてください。そうすれば小刻みに動いている様子を見てとれるはずです（**イラスト1**）。

これから「立つ」「歩く」の価値観をリニューアルしていただきます。まずは生体として地球に存在している以上逃れられない「絶対に動いている」という法則を受け入れることから始めましょう。

イラスト1

人は絶対に
静止することはない!!

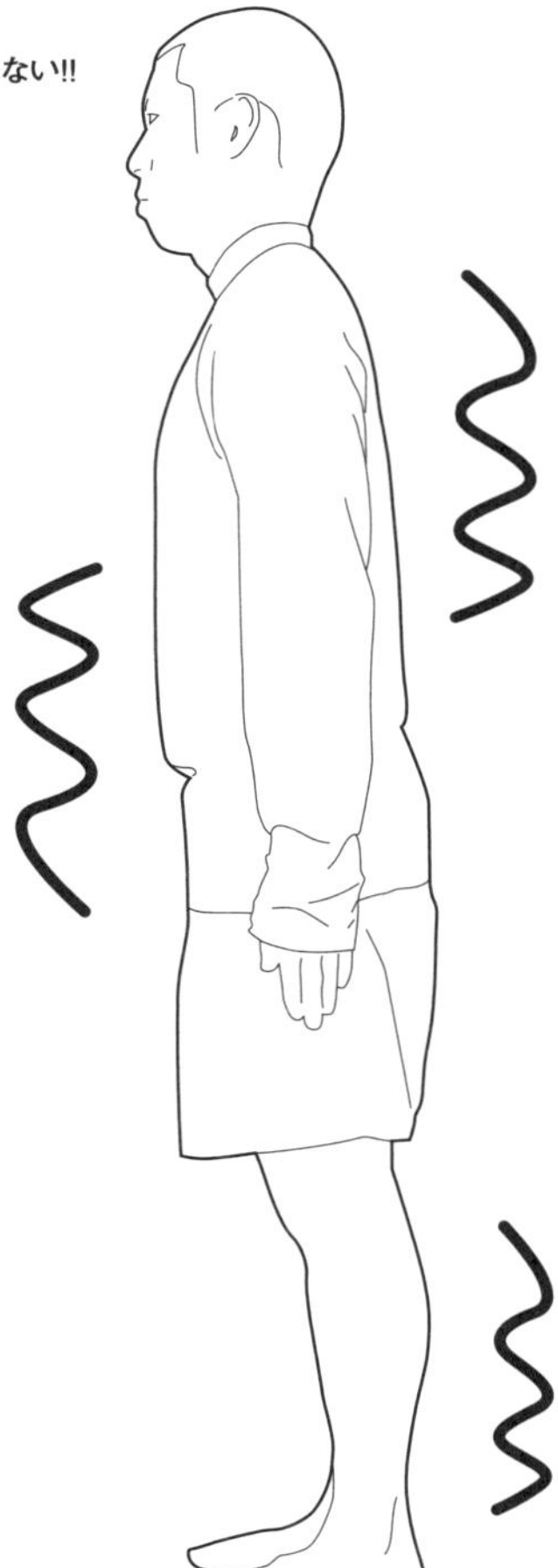

何をしていても動き続けているわけですから「足」は立位において「静止するために働いている」のではないということになります。「動くために働いている」と考えていいでしょう。テレビなどで「足」の専門家が「足指を全部使ってしっかりと立つ」というレクチャーをする様子を見かけたことがある人もいるかもしれません。

まずはここから発想を変えていってください。「しっかりと立つ」という必要がありますか？　もちろん「しっかり」の意味にはいろんなニュアンスがあると思いますが、どう考えてもこの「しっかり」は微動だにしない、静止を求める「しっかり」なのです。

しかし、よく考えてみてください。「なぜ立つのか？」その答えは「さらに動くため」です。その場で何かの作業をするかもしれないし、歩き出すかも知れません。どちらにしても、さらに動き続けるための「立つ」にとって「しっかり立つ」というのは不要なのかもしれません。たとえば、力仕事の時は「踏ん張ってしっかり立たなければ力が入らないのでは？」という意見もあるかもしれませんが、その時も、重い物を持ち上げるなど、次なる「動き」が目的としてあるのです。

立位における安定とは何かということをあらためて考えていくためにおもしろいテス

トをしてみましょう。モデルになる人は**写真1**のように、両手を頭の後ろに組んで「しっかり」のイメージで立ってみましょう。そして、パートナーは写真のように肩にぶら下

写真1

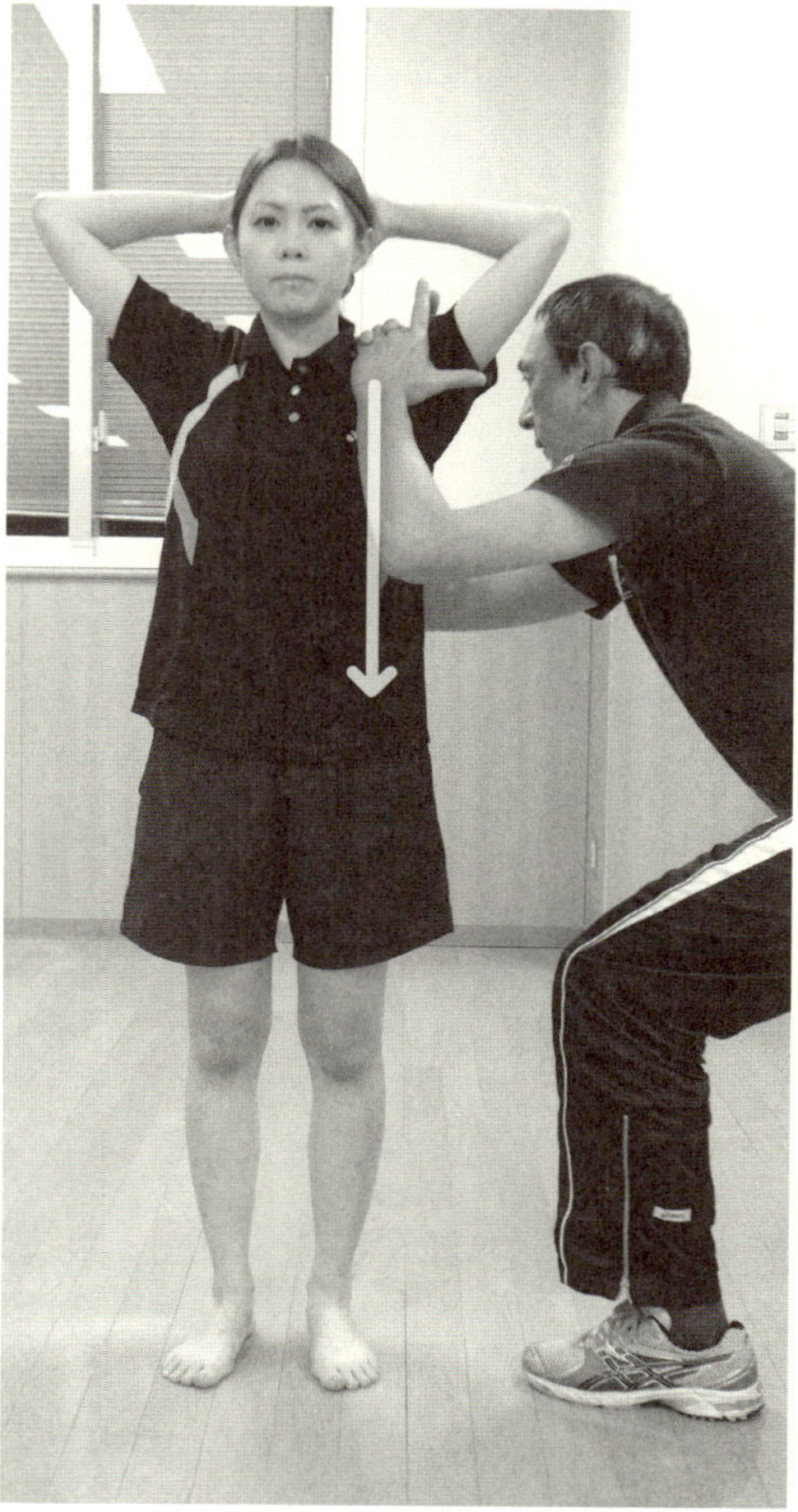

モデルの人はしっかりと立つイメージで姿勢を保つ。パートナーは肩に手をかけ真下に引き下げる

がるイメージでかなり強い力で真下に引き下げてください。この状態は案外安定しているという人が多いと思います。次は足の状態を変えてやってみましょう。まずは足を整えるために先に紹介した雑巾絞りを行ないます。次に土踏まずや足の外側（立方骨付近）を持ちあげるように薄手のハンカチを丸めたものを引いて同じテストを行なってみましょう。雑巾絞りを行ない、足が整った時のほうがぐらっと動いてしまうはずです。逆に、土踏まずや足の外側を持ちあげた場合は安定性が高まるのがわかると思います（**写真2－1～2－4**）。

非常に興味深い結果が出たと思います、ただ立っているという状態であれだけの強い外乱刺激（急激に肩を下に引っ張られる刺激）を与えられた場合、足を整えた時はぐらつき、1、2歩ステップを踏んでしまったという人が多いと思います。しかし、足底に下から持ち上げるような施しをした場合、つまり、足の構造が崩れた状態にもかかわらず、安定した動かない姿勢が取れたのではないでしょうか。実は、一見安定しているほうがいいように思われますが、外部からの急激な衝撃などには、本来は受け流すための姿勢がとれていなければなりません。後者の場合は、外からの衝撃をまともに受けてしまうことになります。このような時の反射は無意識下でしか起こりません。つまり、外乱刺激への反射が機能していないということが言えるのではないでしょうか？　前者の足が整った状態は、実は外乱刺激をいなし、リカバリーするための対応処置が反射として瞬時になされているということになります。ケガの少ないアスリートがこのテストをすると、ナチュラルな状態でもすぐにぐらついてリカバリーの動作に自然と移行します。

さて、次の課題は根本的に目的を変えます。より楽にたくさん、早く効率的にパートナーを持ち上げるという課題で比較をします。同様の基本姿勢から肩にかかる重いものを持ち上げるという能動的な運動を行なってみましょう。足のアーチを持ち上げたり足の外側を持ち上げたりした場合は力が入らず、持ち上げることができませんが、足を整えた状態で行なえば、普通の成人男子なら70キロくらいの人を軽々と持ち上げることができるでしょう（**写真3－1～3－4**）。この状態の時はコアスタビリティが間違いなく良好に機能しているはずです。そして、より効率的な代償も働いています。何よりも、筋活動のオンオフがしっかりと現れている証拠なのだと思います。筋肉はリラックスしている状態がもっともその張力（筋肉が発揮する力）を発揮できる状態だと言われていま

写真2-1

足の雑巾絞り

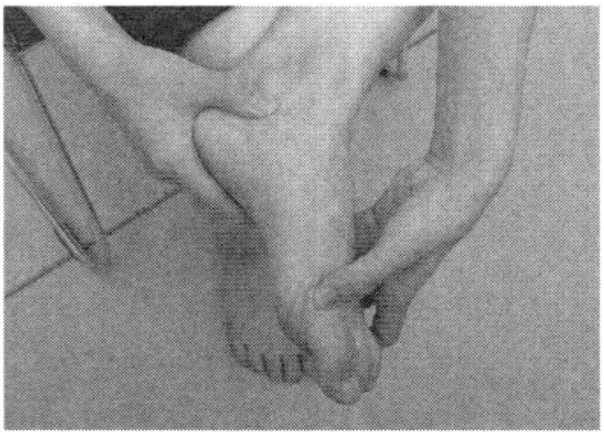

写真2-2

ぐらつく

写真2-3

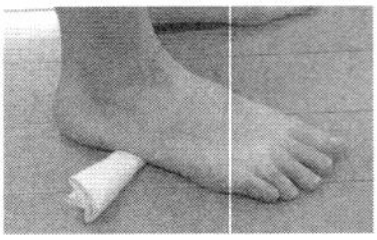

足の外側に
はさむ

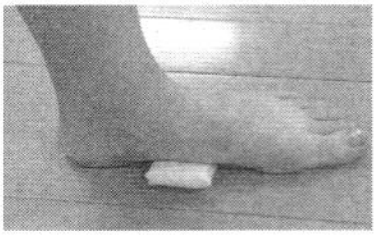

土踏まずに
はさむ

写真2-4

安定してしまう

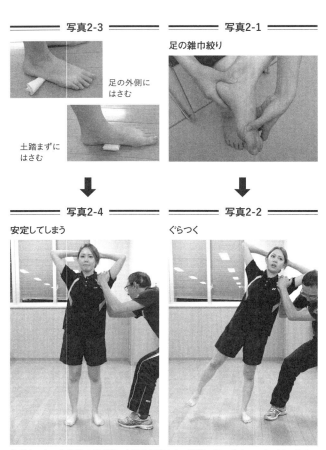

ただ立つという条件で足が整った時と写真2-2の状態では、後者のほうがより安定しているような結果が出るが、急な外乱刺激に対しては動いて対処できるほうがよい

写真3-1

足の雑巾絞り

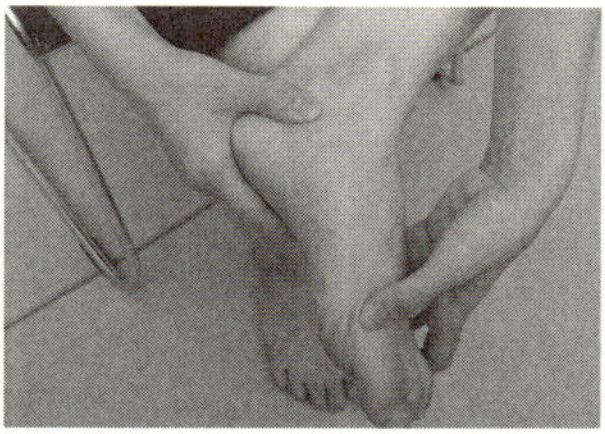

写真3-2

コアは高まる

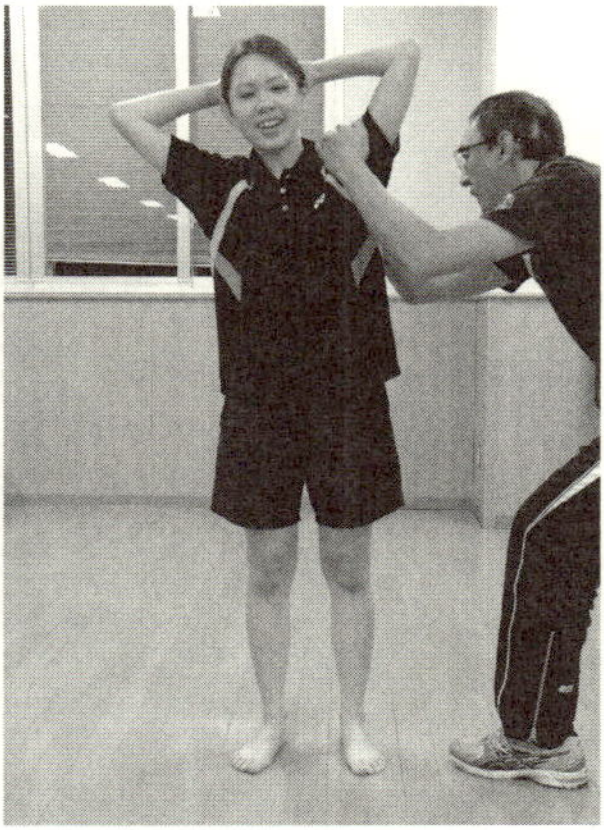

写真3-3

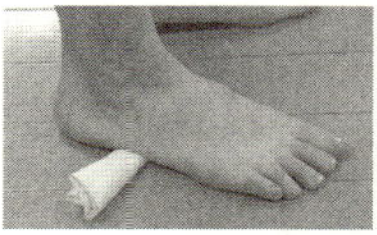

足の外側に
はさむ

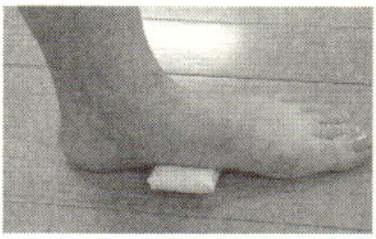

土踏まずに
はさむ

写真3-4

ひっくり返る

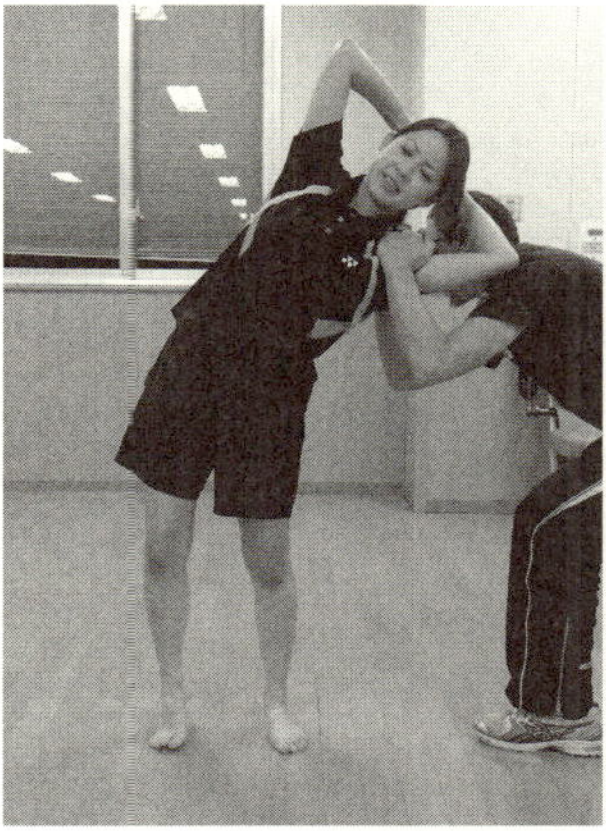

目的のために動くという条件の場合、足が整った時と写真3-3の状態では、足が整った時のほうがより力を発揮できる

す。つまり、足が整った時の私たちの立位はリラックスしていて、次の動きに軽くアイドリングをしながら備えているという状態なのではないでしょうか？　ただし、過剰回内の度合いが大きい人は変化を感じにくい場合もあります。その時は、外反母趾のところで紹介した、カカトまわりをコントロールしながら本来の足の状態に整えるインソール「ＳＵＰＥＲｆｅｅｔ」を使用してみてください。このテストではっきりと違いがわかると思います。

個人的にアスリートのフットパフォーマンスの指導をさせていただくことがあります。そこで最初に「ふわりと軽やかに立ちましょう」と伝えています。「しっかり踏みしめて立つ」は私の中ではタブー中のタブーになっています。

これらのことが腑に落ちるかどうかはみなさん次第です。日ごろから気になっている動作上の問題を考えるヒントにしてみてください。

さて、次はいよいよ「歩く」というテーマに入っていきます。

True knowledge about feet
CHAPTER 4

転がる足

〜形と仕組みが動きを作る〜

ＣＨＡＰＴＥＲ１では、歩行時に足が接地から離地するまでの間に「柔らかい足から硬い足へ移行しながら、その時に必要な役割を果たすために形や仕組み変化させている」という解説をしました。

今度は、もっとシンプルに足の機能を見ていきましょう。回内回外運動の時と同様に、片方の足が接地してから離地するまでの動きを違う側面から紐解いていきます。足のバイオメカニクス（生体力学）を勉強していく中で「形が動きを作る」という言葉に出会いました。もっともな話です。たとえば、テーブルに肉眼では分からないくらいの傾斜をつけた状態を想像してみてください。その上に、サイコロをおいても絶対に動きません。しかし、ビー玉を置くと当然、傾いた方向に転がっていきます。まさに形が動きを作っているのです。足に置き換えて考えてみましょう。歩行時に最初に接地する部位はカカトです。カカトの形状は外見も、接地する骨の底面も丸いです。ということは、接地した瞬間にカカトには転がろうとする力が自然に働きます。この時に起こる運動をヒールロッカー（**写真1－1**）といいます。ロッカーとは「揺らぐ」という意味がありますが、ロッキングチェアの足の部分の床に対する動きをイメージしてみてください。まずは、丸い形状のカカトが床に対して揺らぐ、つまり転がってくれるのです。その運動エネルギーは足裏を床に接地させる方向に働きます。足にはこの運動を引き継ぐロッカー機能があとふたつあります。ひとつ目は、足首の関節によるアンクルロッカー（**写真1－2**）です。足首はおもに曲げる、伸ばすという非常に動きやすいシンプルな構造をもっています。スネの骨と関節を成す距骨《きょこつ》という骨に、距骨滑車というなめらかな形を持つ面が存在します、この滑車の上をスネの骨がすべるように動くのです。ここでも形と仕組みが動きを作り、ヒールロッカーで生まれた運動を背屈運動というスネが足の甲に近づく動きが引き継ぎます。この時に体幹はさらに前方に送りだされます。

そしてもうひとつのロッカー機能が指の付け根にある関節、ＭＰ関節の動きによによるフォアフットロッカー（**写真1－3**）です。この関節が曲がることによって、体幹は

写真1-1

ヒールロッカー骨

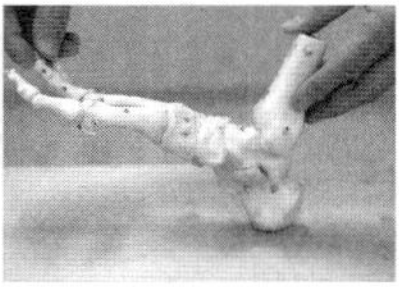

ヒールロッカー足

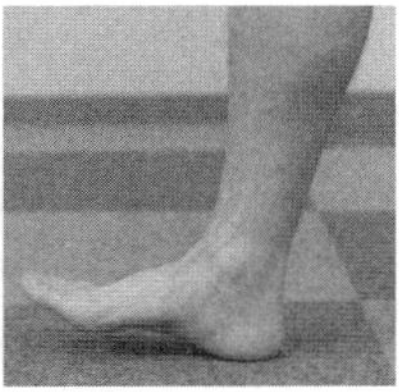

写真1-2

アンクルロッカー骨

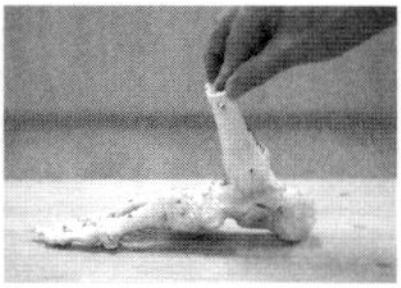

アンクルロッカー足

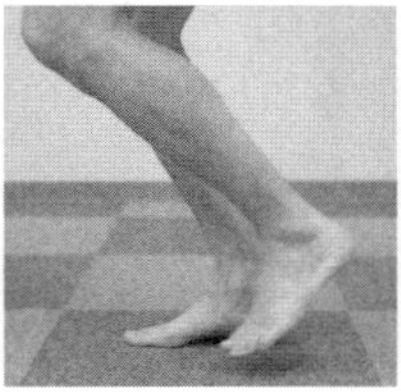

写真1-3

フォアフットロッカー骨

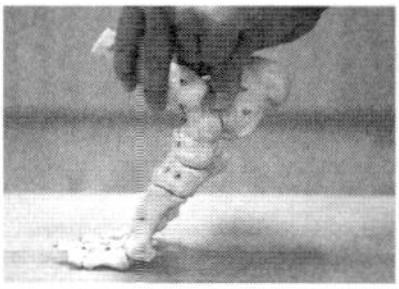

フォアフットロッカー足

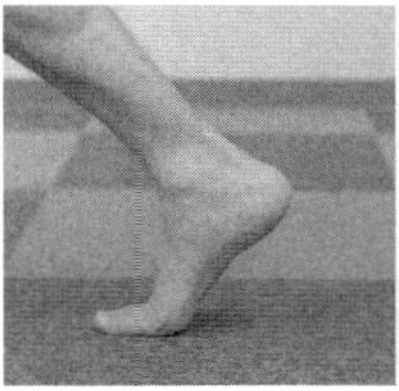

足の形と仕組みが3つの「転がるメカニズム」を作り出す。努力感なく前進できるように人間の体はできている

一気に前方に放り出されるように勢いを増します。とくに第一ＭＰ関節をなす拇指球が「球」というだけあって、その形を駆使して最後の仕上げを行なうのです。ロッカー機能の最後に大仕事をする第一ＭＰ関節ですが、この部位をスムーズに働かせるために、実に巧妙にできた「仕組み」が存在します。これについては後ほど紹介します。

　私たちの体は、この３つのロッカー機能がスムーズに働くことによって労せずして前進できるようにできているのです。踏みしめて、勢いをつけて蹴り出すという努力感は余計な仕事になってしまいます。体のシステムに自分をどれだけ委ねることができるか。このことが、日常やスポーツにおいて、機能的かつ効率的に「動く」ということを導き出すうえで大切なことなのではと考えています。

さて、後回しにしたフォアフットロッカーの話です。私が、足のバイオメカニクスを勉強する中で、もっとも感動した機能のひとつです。最後にとおり過ぎる第一ＭＰ関節は、ある条件下でなければうまく曲がってくれません。つまり、条件付きの機能なのです。その条件とは「硬い足」であること、つまり、フォアフットロッカーは蹴り出し期にしっかりとアーチを形成した（回外した）足でなければ成り立たないということなのです。それでは実際に体感してみましょう。

まずは接地した側の脚を外旋し、硬い足を作ります。そして、カカトから順番にごろりと足の上を通り過ぎるように1歩前に踏み出してみてください。乗り越えた足の指にはほとんどストレスがかかることなく、スムーズに第一ＭＰ関節が曲がり、前に移動できると思います（**写真2－1**）。今度は、あえて過剰回内の状態でやってみましょう。脚を内旋し、足の内側を踏んでいくイメージで同じことをしてみてください。指で思わず地面をつかんでしまう瞬間があると思います（写真2―2）。乗り越えることができたように感じますが、その一瞬で地面をつかむ感覚が実は「必要なタイミングで関節が機能していない」ということになるのです。このストレスが、一日に何千回も繰り返されることを想像すると、足への負担の大きさも計り知ることができます。

ちなみに、過剰回内を是正し、回内回外運動を作るように設計されたファンクショナルオーソティックやSUPERfeetを履いて歩いてもらうとほとんどの人の歩幅が広がります。足が速くなる人もたくさんいます。これは、柔らかい足と硬い足が適材適所で働く機能を取り戻した結果、ロッカー機能、とくにフォアフットロッカーが大きな役割を果たしてくれているということになります。

私たちの「足」には柔らかい足と硬い足を切り替える仕組み（回内回外運動）とともに、「形が動きを作る」という、地球上の法則や自然の摂理を活用するメカニズム（ロッカー機能）が組み込まれているということなのです。しかし、多くの人の「足」におこる過剰回内という厄介な現象が、人間にそなわっている緻密で実にファンタスティックなこのシステムをうまく使いこなせない原因を作ってしまっています。では、ロッカー機能か

写真2-1

フォアフットロッカーが機能している

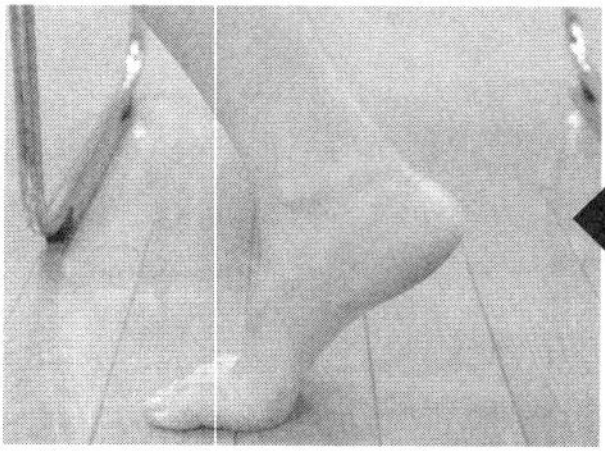

硬い足で乗り越える

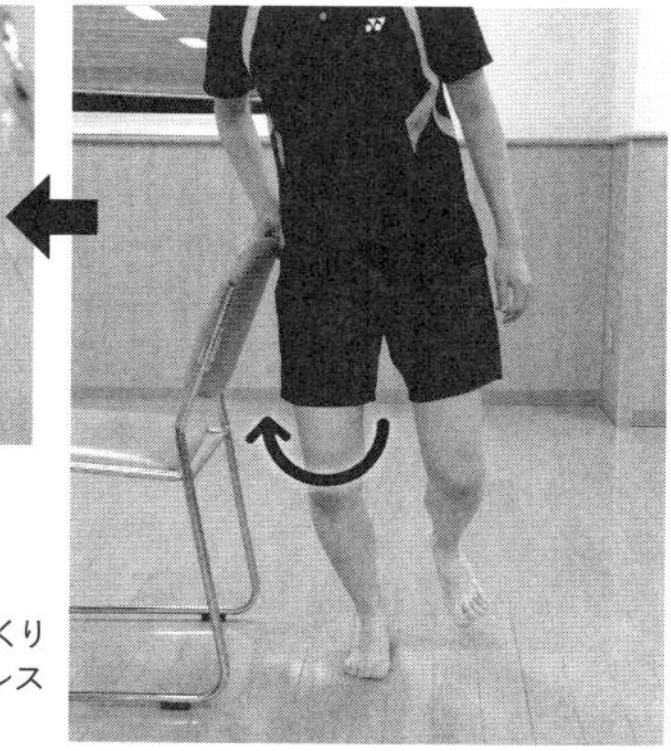

脚を外旋（回外）させ、硬い足をつくりツマ先を乗り越えてみる。→指にストレスを感じることなくごろりと通過できる

写真2-2

フォアフットロッカーが機能していない

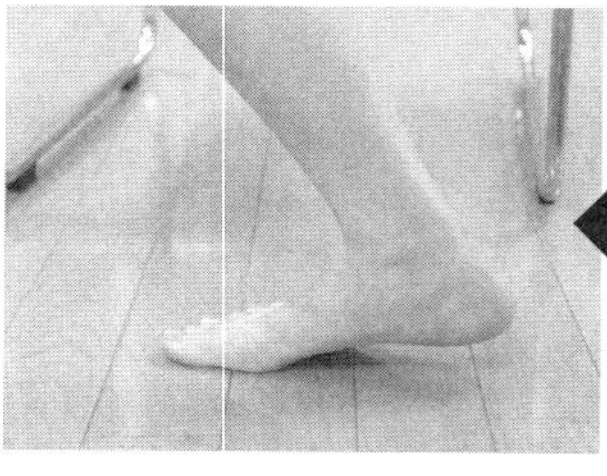

柔らかい足で乗り越える

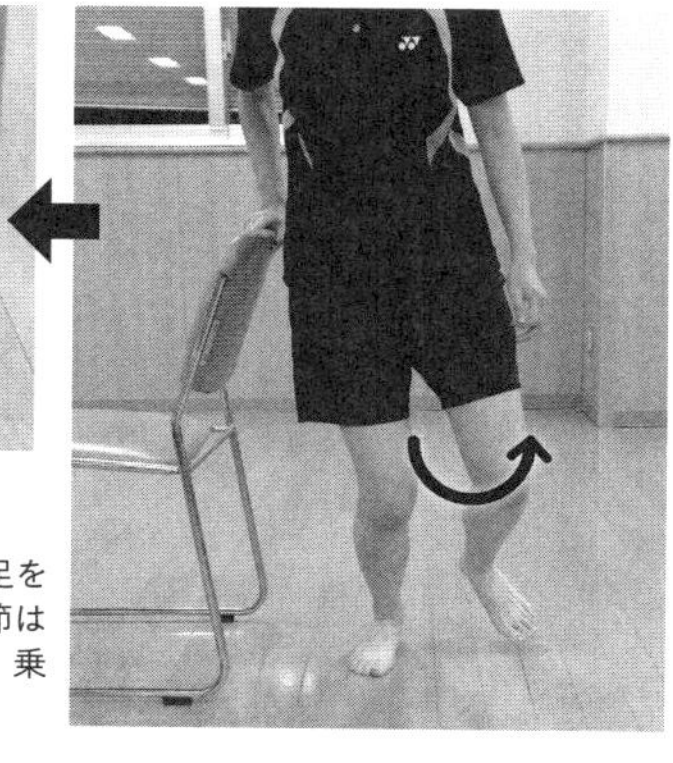

脚を内旋させ、過剰回内で柔らかい足をつくりツマ先を乗り越えてみる。→関節は曲がりにくく、指で地面をつかむため、乗り越えにくい

イラスト1

黒人ランナーの下半身、接地している間に重心はたくさんの距離を移動している

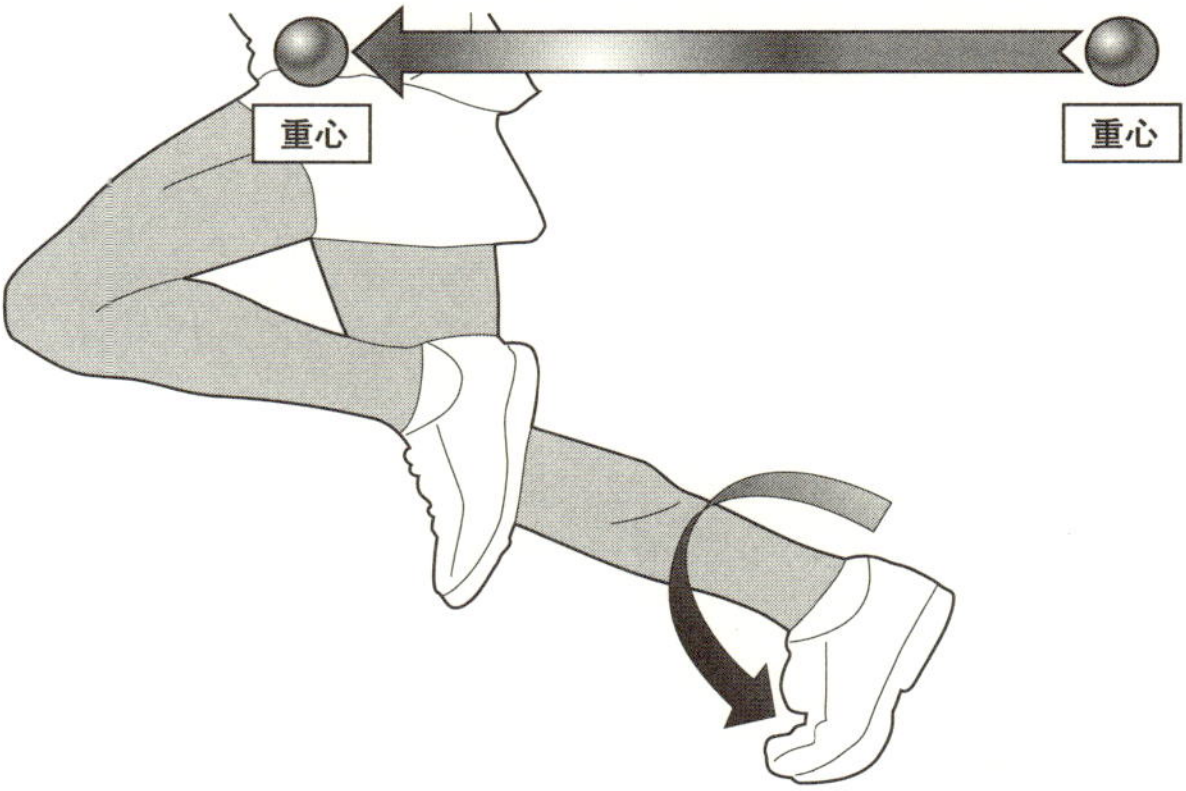

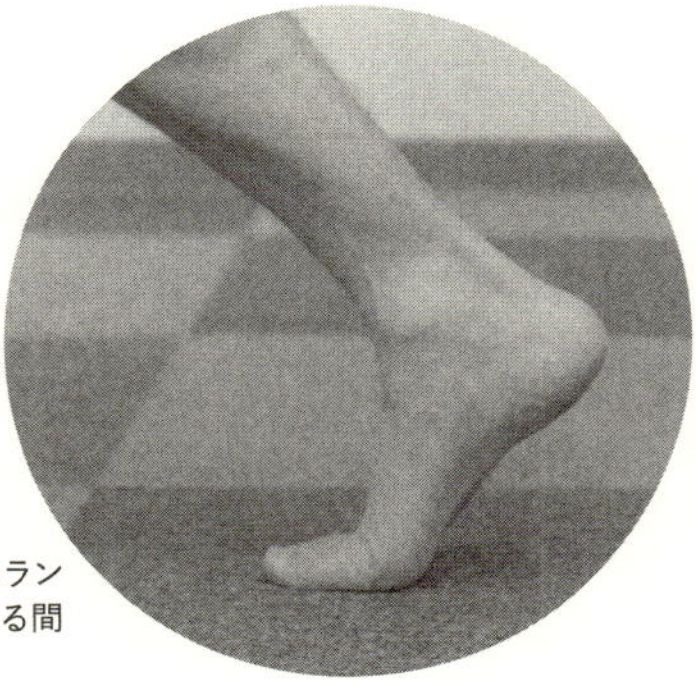

フォアフットロッカーが機能しているランナーは接地時間が長く、接地している間に重心がたくさん移動している

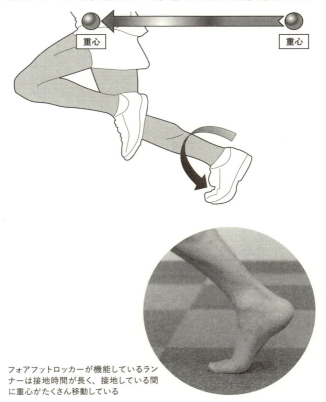

ら見た過剰回内のリスクと目に見えて起こる不具合について紹介します。過剰回内は、足にできるタコやマメ、魚の目などの要因のひとつと言われています。どれも、床や靴との摩擦が原因で発症することがほとんどなのですが、とくにフォアフットロッカーが機能しにくい足の人はツマ先側に強烈なブレーキがかかるため、ツマ先を支点にカカトを内側にツイストする動きで歩みをすすめてしまいます。これをアメリカの足病医学ではアブダクトリーツイストと表現します。これは**写真3**にあるような動きで、見るからに摩擦が起きているような感じがしませんか？　また、長距離ランナーの足爪が内出血する症状もフォアフットロッカーが機能せず、シューズの中で前方にスライドして、靴の壁との接触を起こしていることが原因なのではないかと考えています。

走歩行時の足の働きは時として、踏みしめて、摑んで、蹴るというような努力感を伴うものとして誤解されていましたが「柔らかい足と硬い足＝回内回外運動」と「転がる足＝ロッカー機能」というベーシックな人間の足の特性を知ることでこの後の各テーマがより、理解しやすくなるはずです。

写真3　アブダクトリーツイスト

ツイスト後

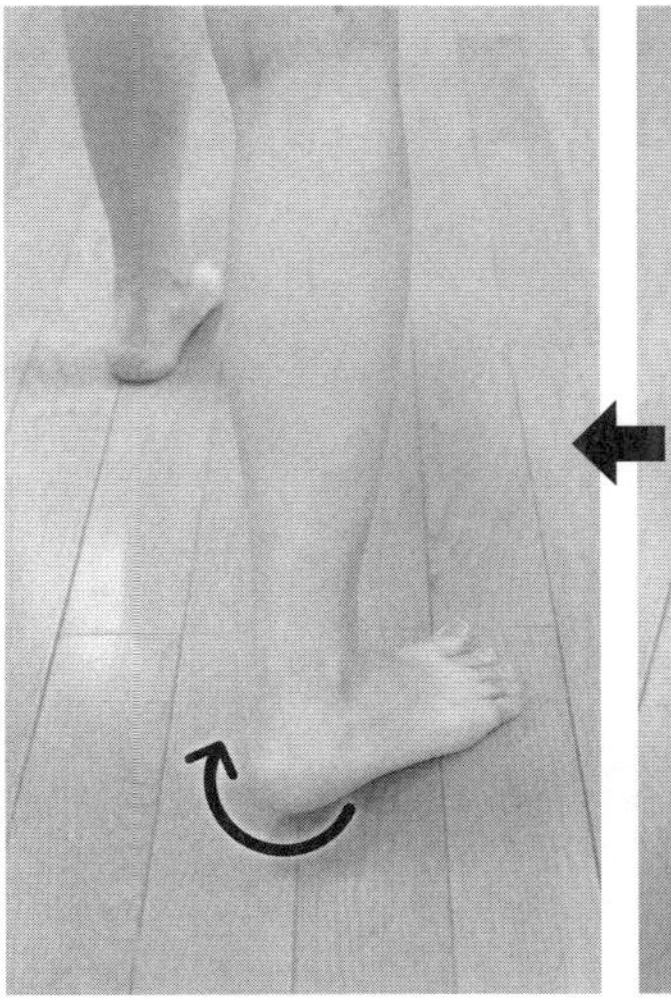

ツイスト前

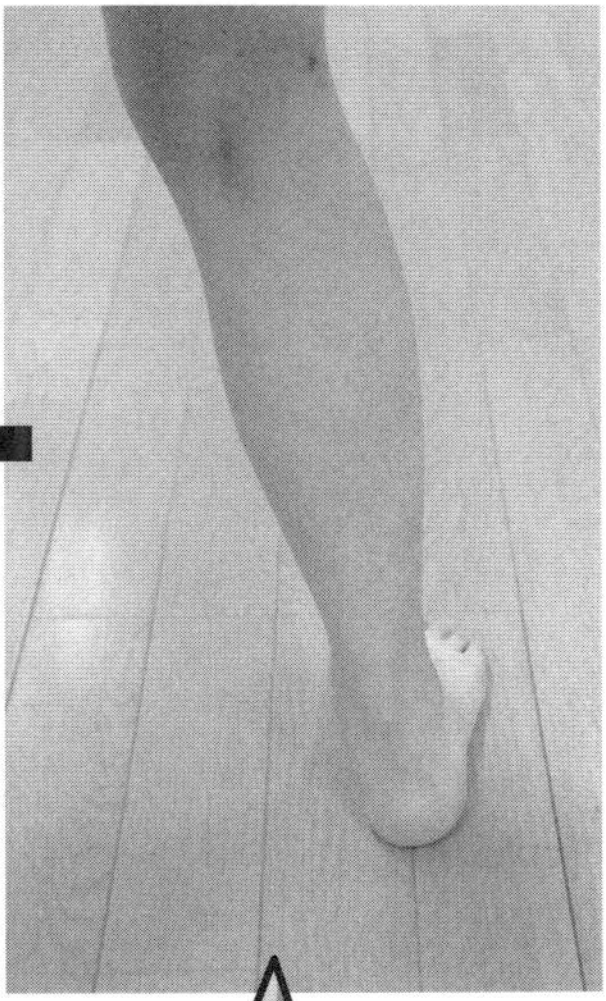

ロッカー効かない足

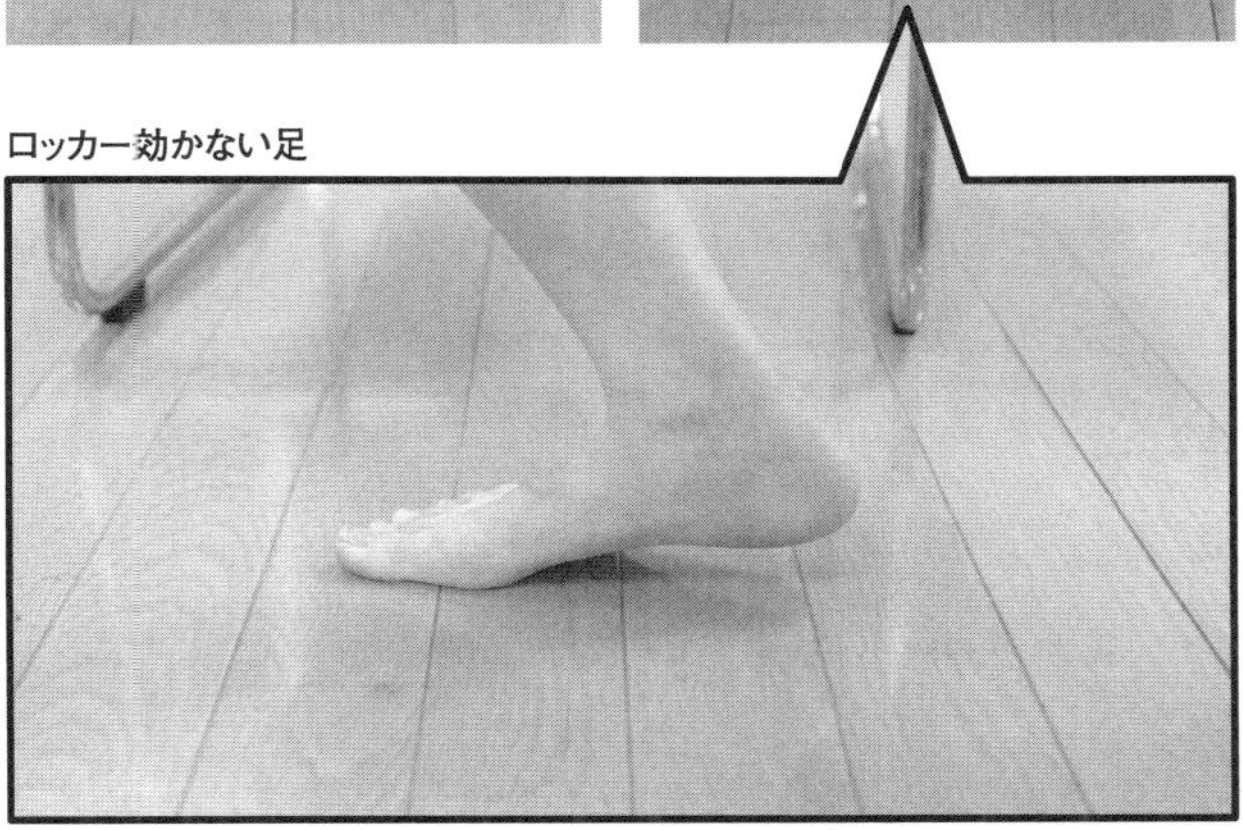

過剰回内の足はフォアフットロッカーが十分に機能しない。ツマ先に乗り込んだ時に制動がかかるので、ツマ先を支点にツイストして前方に移動する

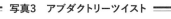

True knowledge about feet

CHAPTER 4

アンバランスが動きを作る ～二軸感覚のすすめ～

「歩く」と言うテーマを掘り下げていく前に、まずは物体が地球上で動くために必要な条件を考えてみましょう。

イラスト1は重力と物体の関係を簡単に説明したものです。硬い素材でできた棒が、まっすぐ立っている場合、重心は棒の根元方向に重力に引っぱられているので倒れません。しかし、根元を矢印の方向にずらすと重心は重力によってまっすぐ下方向に引っぱられるため、間違いなく倒れます。では、この状態を人間に置き換えてみましょう。**写真1－1**のように片足立ちで安定して立とうとすると、足元と重心の位置が同じ線上にあるのがわかります。しかし、**写真1－2**のように重心と足元がずれると、バランスを崩してしまいます。ここで問題です。歩く時、支えている足と重心の関係はどちらがいいでしょう？「安定した軸足で、もう片方の足を振り出したほうがしっかり歩けるは

イラスト1

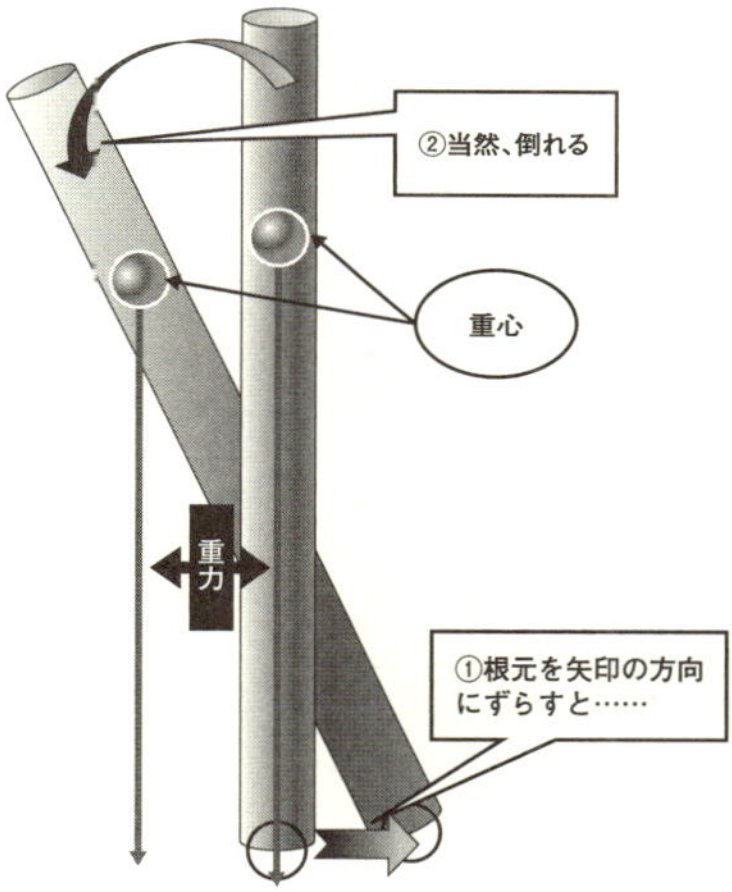
②当然、倒れる
重心
重力
①根元を矢印の方向にずらすと……

棒が直立している時、重心は重力のベクトルに垂直に引っぱられているので倒れない。しかし、根元と重心がそのベクトルから逸脱すると倒れる

写真1-2

片足立ちで重心をずらすと動く

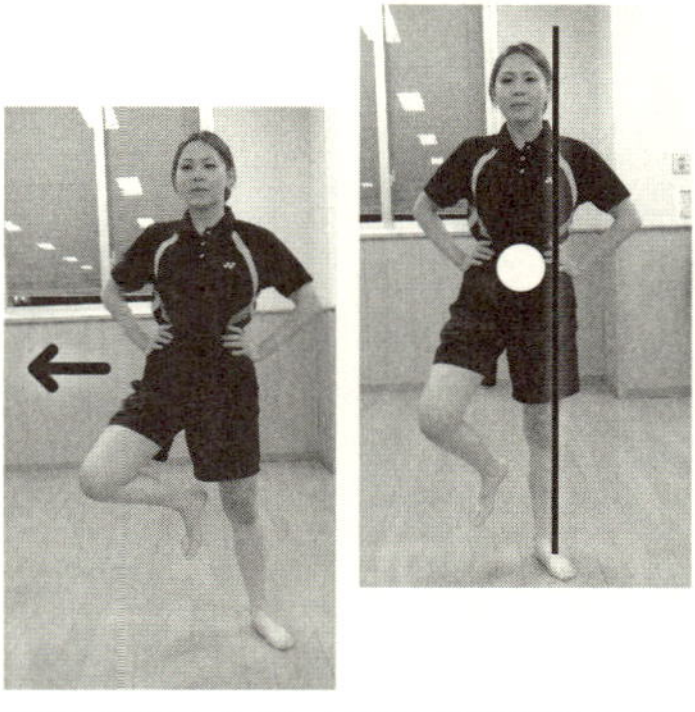

COP（足圧中心点）とCOG（身体重心）がそろっていると安定、ずれるとアンバランスになる

写真1-1

片足立ちで安定して立っている

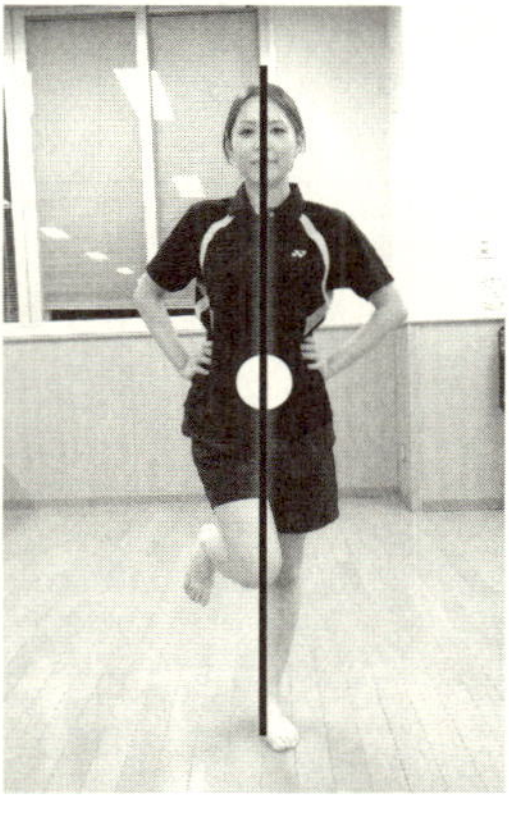

ず」と考えた人も少なくないと思います。しかし、残念ながら答えは**写真1―2**のほうになります。思い出してください。立っている時から私たちは動き続けているのです。立っている時に揺らいでいるのも、足元と重心の「ずれ」が細かく頻繁に起こっているということになります。

これからの説明を楽にするために覚えてもらいたいことがあります。重力のベクトルの矢印が地面に刺さっている点であり、その反発が地面からの圧力として足の裏に感じる点を「足圧中心点」と言います。ここでは、簡単に「COP」というニックネームで覚えてください。そして身体重心のことを「COG」と覚えてください。ちなみに歩行時「COG」はおおむね、へその少し下あたりに位置します。

話を戻していきます。歩くという運動の目的は、移動することです。より機能的に、効率的に移動するための手段としての「歩く」なわけですから、できるだけ身のまわりにある自然の力を使うに越したことはないのです。これから紹介するCOPとCOGの関係性は、まさにその核心をつくテーマです。**写真1―2**で起きていることは、COPとCOGがずれてしまったがために「運動」が生まれているのです。連続した運動である歩行時に理想的なCOPとCOGの軌跡は、**イラスト2**の状態です。つまり、歩いている以上、COPとCOGは「ずれ」続けるというわけです。このような歩行を「動歩行」といいます。また、安価な歩くおもちゃのロボットのように一歩ずつCOPとCOGを重ね合わせていく歩行を「静歩行」といいます。現代の二足歩行ロボット（**イラスト3**）がなめらかな歩行を実現した背景には「動歩行」の長年にわたる研究の成果があるようです。

では、足に問題のある人、とくに過剰回内の人は理想的な「歩く」である動歩行を体現できているのでしょうか？　実は、多くの人がうまくいっていません。

それは、過剰回内の足を持つ人のCOPの軌跡に問題があるからです。正常な足の人は**イラスト4－1**のように、カカト外側から始まり、外側をとおって最後に内側、つまり拇指球から抜けていきます。接地した直後からCOPとCOGは相反する方向にうまく逸脱します。しかし、過剰回内の人は硬い足が作れない、つまり、回外運動がうまくいかないのでスネは内旋したまま、荷重のベクトルが足の内側に集まります。足がひしゃげる時も内側に向けてひしゃげていくので、正常な人とは正反対の軌跡を通ります（**イ**

イラスト3

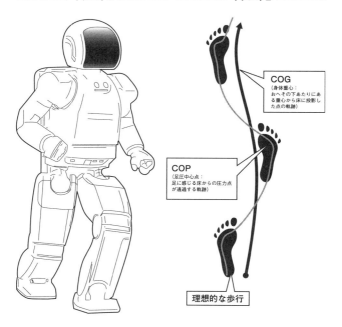

イラスト2

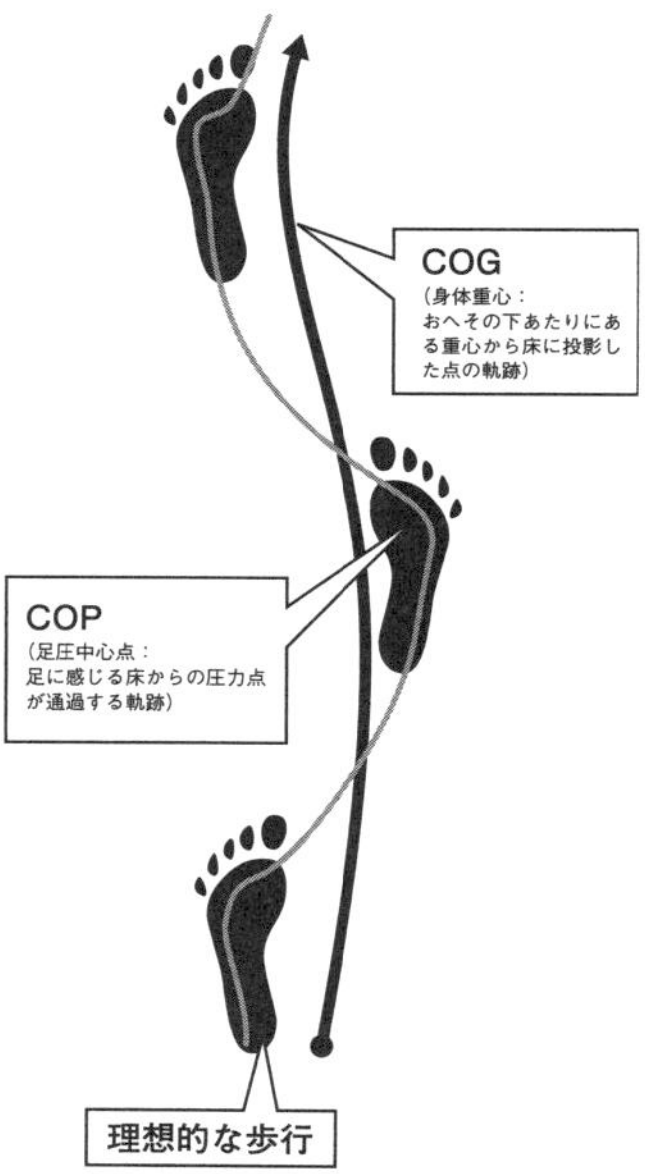

人間の体の仕組みと自然の摂理が効率的にリンクした歩行は動歩行である。ちなみに先進的な二足歩行ロボットも動歩行をベースに設計されている

イラスト4-2

過剰回内COPの軌跡

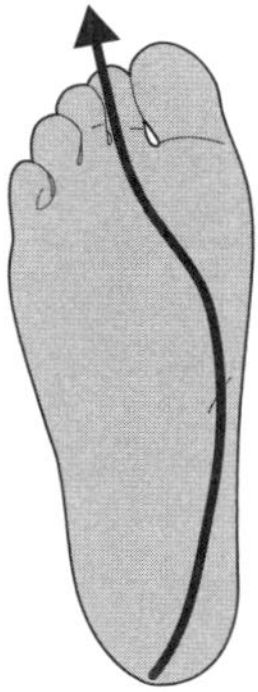

イラスト4-1

正常なCOPの軌跡

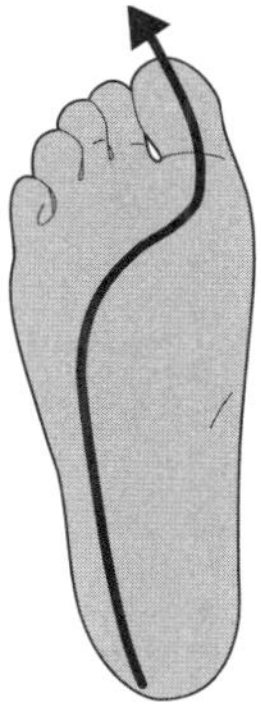

正常な足はカカト外側から接地してアウトエッジを通り、最後に母指から抜ける。過剰回内は、接地直後から内側に荷重がかかり柔らかい足のまま離床する

イラスト5

過剰回内ランナー

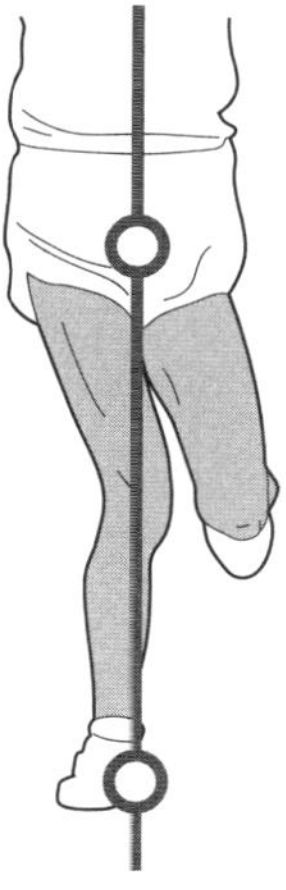

過剰回内はスネから股関節にかけて内旋させる。このことによりCOPとGOGは近づいていく

写真2

過剰回内股関節内旋
COPとCOGがちかづく

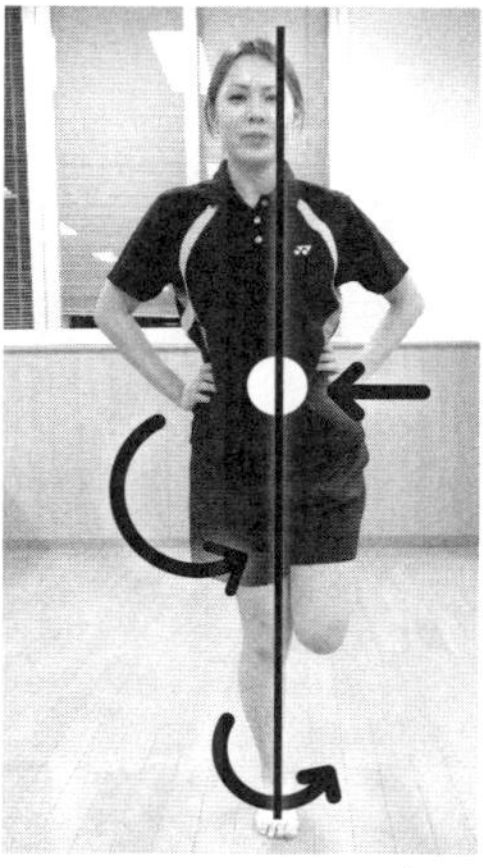

ラスト4－2）。内側に足がたわむとスネから股関節にかけて内旋してしまいます。必然的にCOGは**写真2**のようにCOPの鉛直線上に近づき、重なり合おうとします。36ページで紹介した過剰回内ランナーのCOPとCOGは**イラスト5**のように見事に重なり合っています。この場合「止まる」という要素を内在した動きになり、一歩ごとに強いブレーキをかけて前に進んでいる状態です。体が移動する行為をスムーズに行なうためには、いかにストレスなく、COGを次のスペースに移すことができるかということが重要なのです。そのためには、少し乱暴な言い方になりますが「いかにこのふたつのポイントを外し続けるか」ということがカギになってきます。

職業柄、街に出ると、歩いている人の足元の動きや歩行を観察するモードになってしまうのですが、現代人は「静歩行」に近い体の使い方をしている人が圧倒的に多いと思います。

つまり、体や足に負担のかかる歩行をしているということになります。

私がアスリートの動作指導をする時、まずは歩行についての評価に時間を費やします。

「全身のアライメントは決してよくないけれど、故障が少なく、ある程度成績も残している」という選手に時々めぐり合いますが、そのような人たちに共通する動きがあります。それは「動歩行」が自然とできているということです。

「動歩行を手に入れるためにはどうすればいいのか」というところが気なってくると思いますが、ここで登場するのが「二軸感覚」というキーワードです。私が「足」本来の機能を追求している時にぶつかったのが一般的な歩行の指導、トレーニングの指導の現場での矛盾した価値観でした。「足はその動き求めていないよ!」と言いたくなることばかり……そんな時に出会ったのがこの本を監修していただいている木寺先生、関西大学の小田伸午先生、五体治療院の小山田良治先生の3人が構築した「常歩」という概念です。その概念の屋台骨とも言うべき考え方が「二軸感覚」です。そしてその対義語と言えるのが「中心軸感覚」です。では「二軸感覚」と「中心軸感覚」の歩行は何が違うのかということについて、図解で解説していきましょう。簡単に言うと一本の線の上を歩いているような感覚を中心軸感覚（**写真3－2**）、そして、軽く足踏みをして自然に立った両足のある位置から伸びる、二本の線をイメージして歩く感覚を二軸感覚（**写真3－1**）といいます。

多くの人が二軸感覚の歩行に最初は違和感を覚えるのではないでしょうか？

その感覚が強い人は日ごろから静歩行、つまり中心軸感覚の制動要素が強く、体に負荷のかかる非効率的な方法で歩いているということになります。

二軸感覚で歩いてもらった時におもしろい現象が起こることがあります。まるで坂道を後ろから押されたような感じで歩く人がいるのです。オートマチックに前に転がっていく体を一生懸命制御しながら歩いている感じです。違和感を感じた人の中には、この感覚を覚えた人も少なくないと思います。端的に言うと二軸感覚の歩行は自動化されるので、勝手に足が前に出て、体幹もそれにリンクして前に移行しようとします。しかし、中心軸で慣れてしまっている人は長年刷り込まれた動作感覚をすぐには変えることができず、イメージのずれが起こっているものと考えています。反対に「すごく楽！」とすぐに順応するおばあちゃんがいたり、初めてトライした時の反応は様々です。二軸を意識した歩行は、それぞれの生活環境の中で培ったさまざまな感覚に、これまでにない刺激を注入してくれるのかもしれません。しかし、もともと体はそれを求めているのです。正常な足の構造とそのシステムが機能すれば、我々の体に本来備わっている動的な歩行が自ずと現れてくるはずです。

写真3-1

二軸感覚の歩行

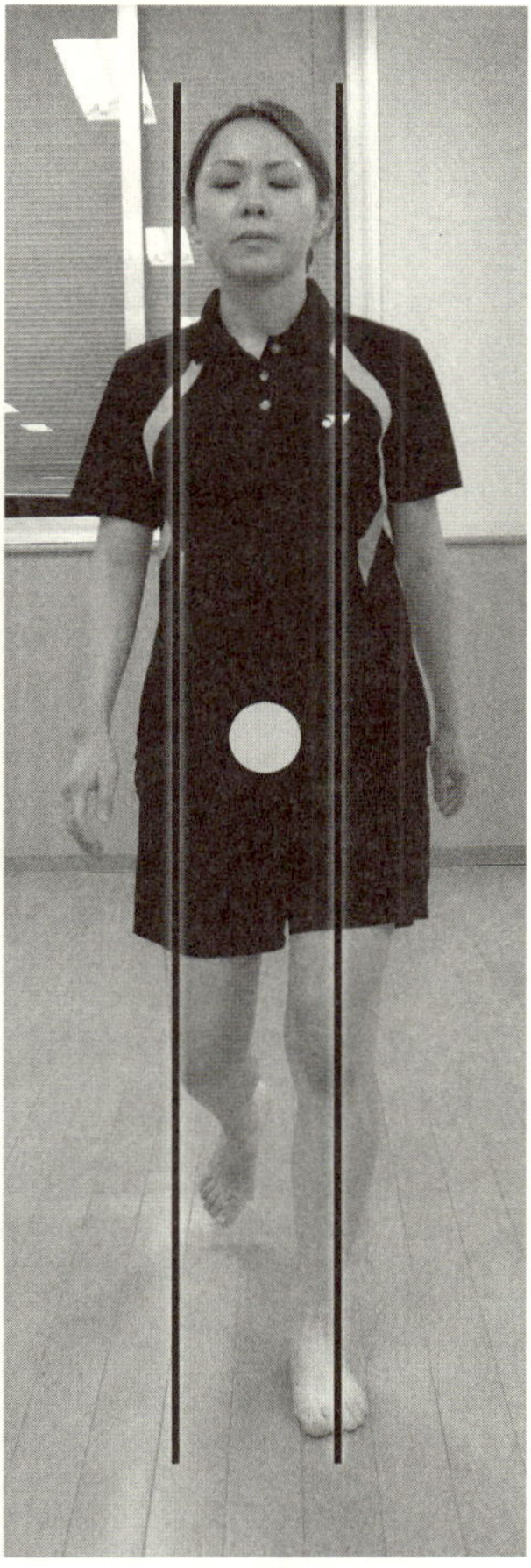

写真3-2

中心軸感覚の歩行

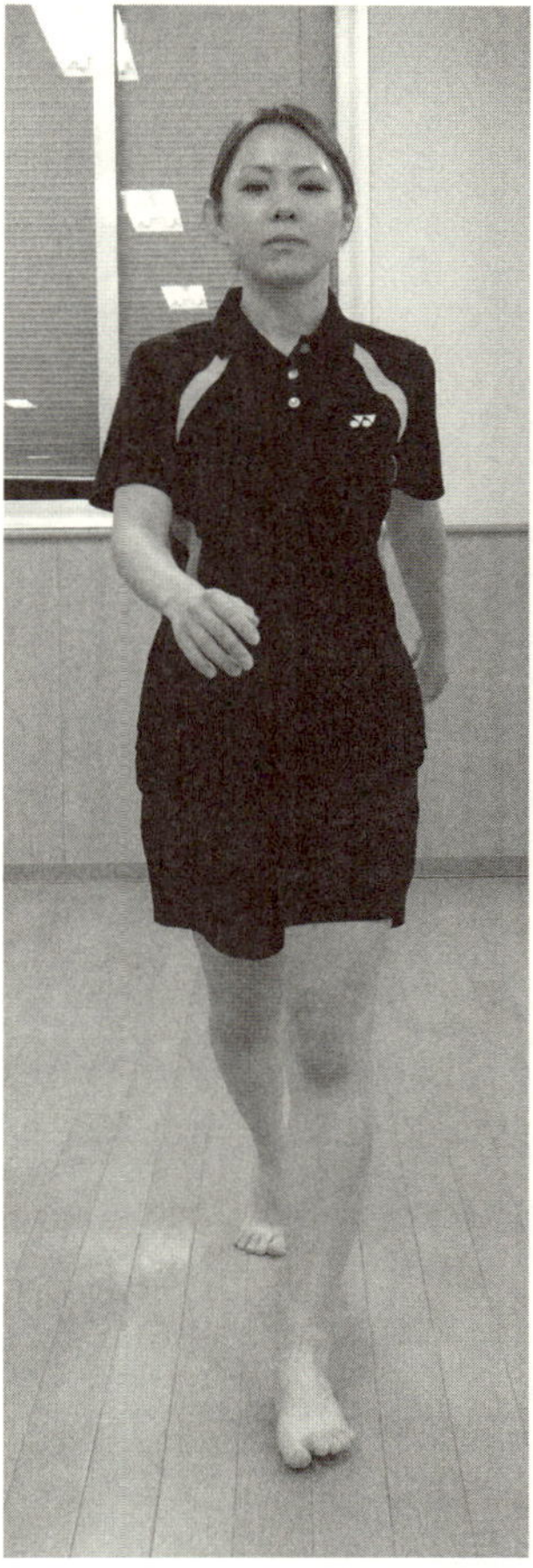

一本の線の上を歩く中心軸感覚と二本の線をイメージする二軸感覚。より効率的な歩行は動歩行、つまり二軸感覚の歩行である

True knowledge about feet

CHAPTER 4

体の不思議、先回りシステム

歩行をはじめとした「動く」という行為は、バランスをとることではなく、むしろアンバランスを紡いでいく作業であるということが分かってきました。つまり、人は「アンバランス」に身を任せることで運動を効率的に行なうわけですが、そのために必要になるとても説得力がある人間の不思議な力を紹介します。

現在、理学療法士向けに足部のセミナーを展開しているのですが、パートナーであるバイニーアプローチセンター代表の理学療法士、舟波真一先生の講義を数年前に初めて受講した際にこのシステムを知りました。神経科学のエキスパートであり、臨床家でもある彼は、神経系の論理と実際に患者さんに表れる現象を真摯にとらえリンクさせていく独自のセンスで、リハビリの現場で活躍しています。

ある時、彼がおもむろに取りだしたのは、息子さん所有の塩ビでできたヒーローのフィギュア。それをそっと立たせて手を離し、うまく立たせました。次に、そのフィギュアの両腕を動かし、前へならえの体勢をとらせました。そして、先ほどと同様に立たせて手を離すのですが、うまく立たず、前に倒れてしまいました。彼は、にやっと笑って「水口さん、前へならえをしてみください。どうです、人間は倒れないでしょ？　不思議だと思いませんか？」……衝撃が走りました。地球に住んでいる以上、無機質な物体であれば必ずフィギュアのようになるはずなのです（**イラスト1**）。しかし、私たちが子供のころに前へならえをしても、前に倒れる人はいなかったはずです。人間、つまり生体と無機質な物体では何かが大きく違うのです。人間が「前へならえ」を行なう場合、腕を上げるための主役で肩まわりにある三角筋の反応が起こる0・1秒～0・05秒前に、足に近い筋肉やコアの筋肉がいち早く反応しているというのです。つまり「こいつは今から『前へならえ』をするぞ。急いで前に倒れないようにしろ！」という指令が脳から出て、その運動をするために必要な姿勢を保とうとする筋活動を先に行なっているということなのです（**写真1**）。この機能を予測的姿勢調節、または先行随伴性姿勢調節というのですが、なんだかややこしいので私はひそかに「先回りシステム」と呼んでいます。

写真1

前へならえ

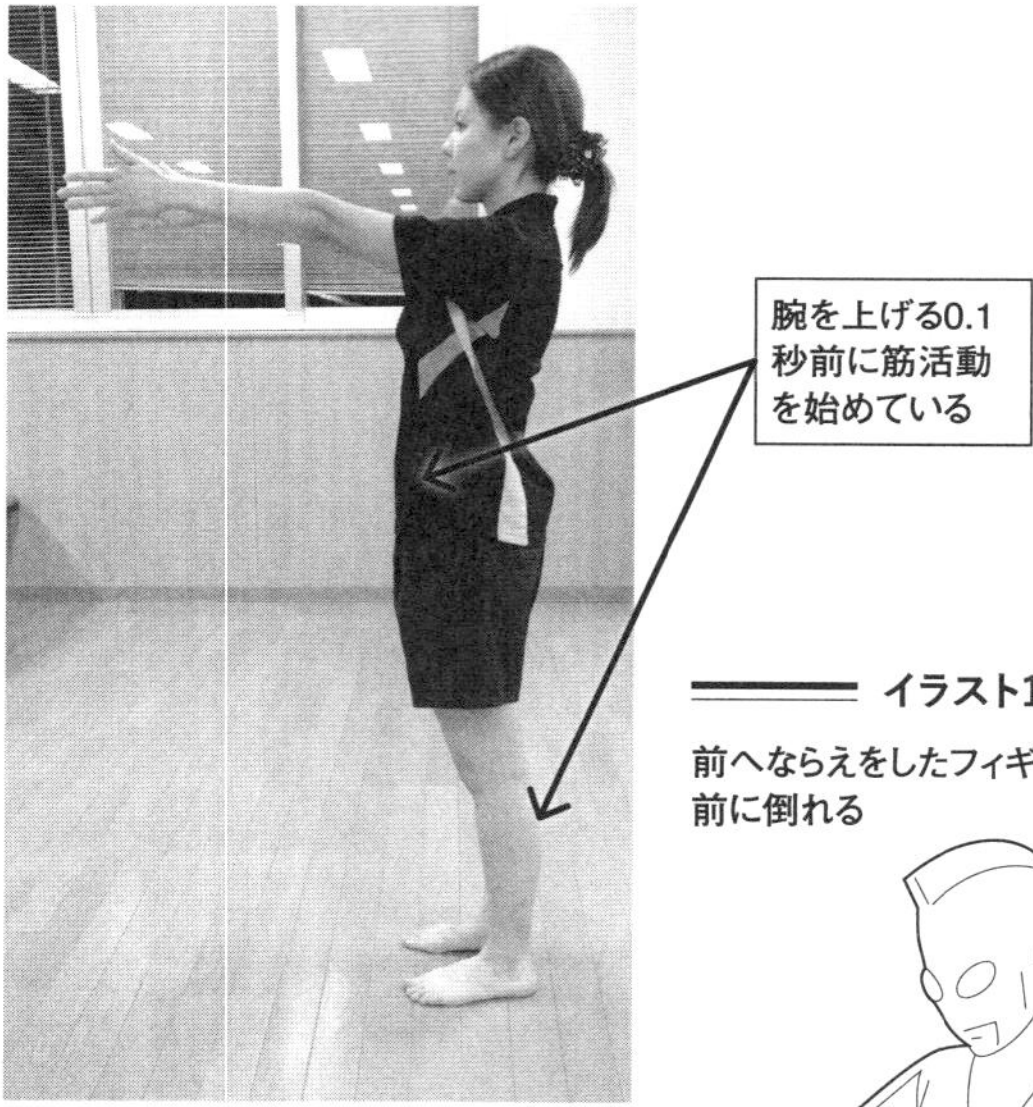

腕を上げる0.1 ～ 0.05秒前に、コアやふくらはぎの筋肉がいち早く筋活動を開始し、腕の重さで前に倒れないように姿勢を制御している

イラスト1

前へならえをしたフィギュアは
前に倒れる

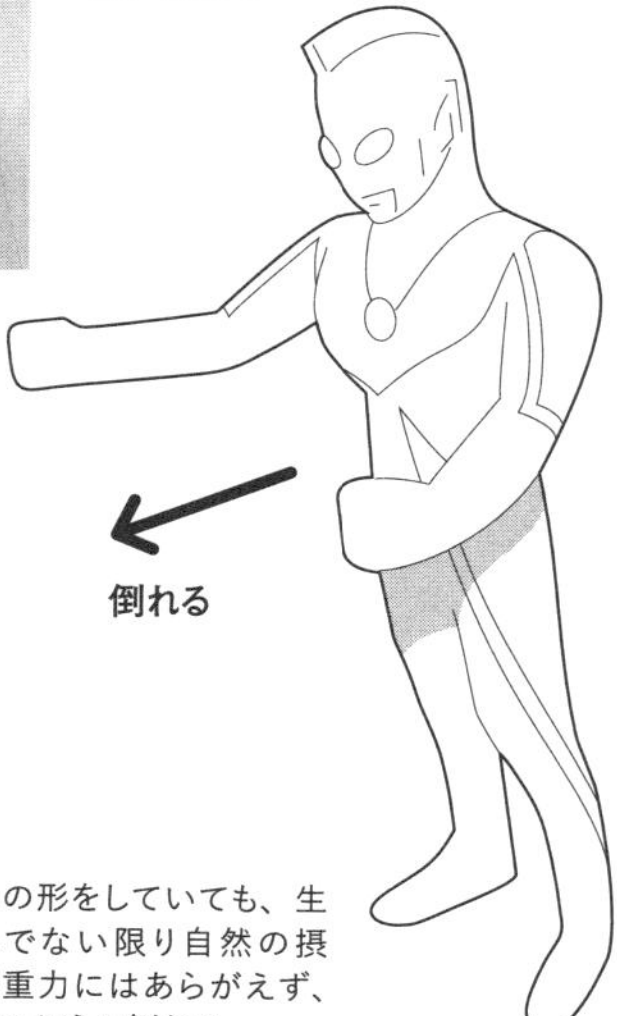

人の形をしていても、生体でない限り自然の摂理重力にはあらがえず、重いほうに倒れる

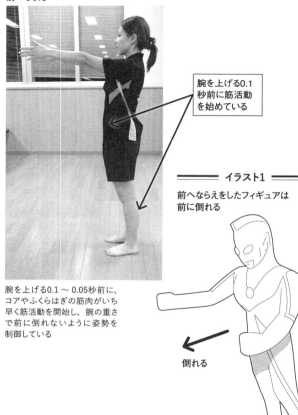

日常で何の気なしに立ったり状態で頭をかいたりする動きでもこのシステムは働いていますし、歩いたり走ったりする時も当然働き続けているのです。これも、体の中で自動化されている仕組みです。このことからも「自分の体の仕組みをもっと信用し、委ねる」という考え方をしていったほうがよさそうです。

しかし、この優れたシステムにも働きにくい環境がいくつかあります。その中のひとつに、平均台や綱渡りをするような歩行においてはこの機能が著しく減弱するというデータがあります（**イラスト2**）。

「落ちないように」と考えるなど、通常の歩行とは感覚的に違う部分もあるかと思いますが、よく考えるとこれらの歩行は中心軸感覚の体の使い方なのです。

仮説になりますが、先ほど紹介した「二軸感覚で歩かせるとコントロールが難しく、ぎくしゃくしてしまうという人の体の中ではおそらく、この制御機能が混乱をきたしているのではないかと考えています。一歩ずつCOPとCOGを一致させ、踏みしめながら、静的な安定を求めた歩行を日々行なっていた人にとってこれは「手動操縦をいきなり、かってに自動操縦に切り替えられた」というような感覚ではないかと思うのです。

イラスト2

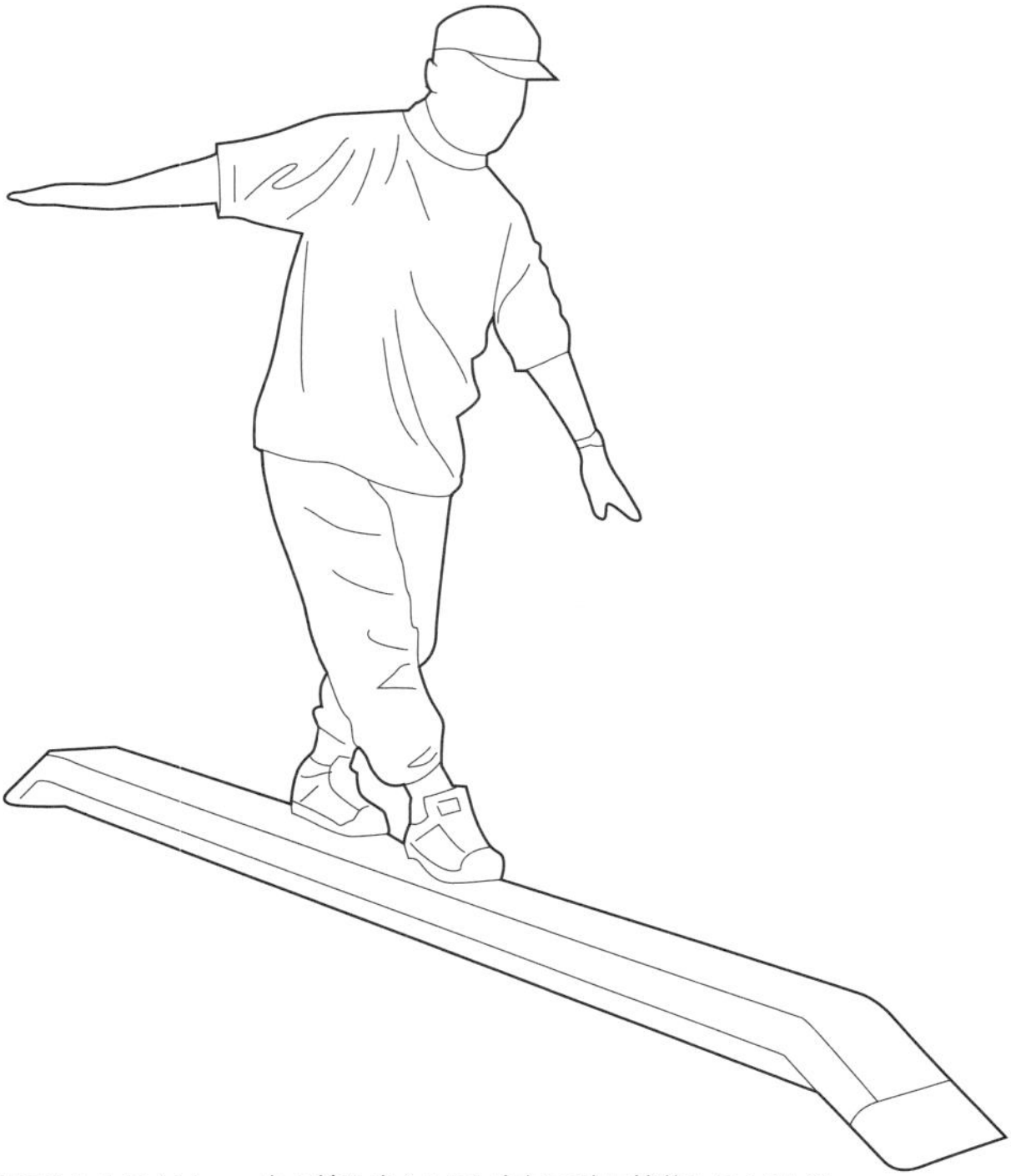

先回りシステムは、一本の線を歩くような歩行の時に機能しにくくなる

逆に、楽になったおばあちゃんは、先回りシステムに無意識で身を委ね、自然と受け入れることができたのだと思います。ただし、うまく制御できなかった人も適切な指導とトレーニングで、無理なく二軸感覚の歩行を手に入れることができるはずです。

歩行指導の現場では、エネルギーを消費することや筋力向上を目的とする努力感のあるエクササイズ主体の考え方が先行しています。しかし、体や足に問題を抱えている人にとって、ただ単に負荷をかけることをよしとする考え方は想像以上にハイリスクであるということを認識しておかなければなりません。このようなリスクを避けるためにも足や体に優しく運動効率も高い、二軸感覚での歩行や動作誘導はきわめて有効なアプローチだと言えるでしょう。

「中心軸感覚歩行よりも二軸感覚歩行のほうが、体にとってはよさそうだ」ということを紹介してきました。ここで、中心軸感覚で歩いた時と二軸感覚で歩いた時の体の変化を確かめてみましょう。

先ほど「先回りシステム」が働くといち早くコアが働くという解説をしました。ここでは、体幹バランスのところで紹介した腹圧テストを使って、中心軸感覚で歩いた時と二軸感覚で歩いた時のコアの状態を調べてみましょう。まずは何もしていない状態で左右どちら側の姿勢が維持しづらかったかを確認し、腹圧が弱い側での変化をみていきます。その後、ふたつの方法で歩きますが、五歩くらい歩けるスペースがあれば十分です。まずは、二軸感覚で歩いてみましょう（**写真2－1**）。自然に立った状態の左右の足の先に二本のラインをイメージしてください。顔をあげてリラックスした状態でその線の上を歩いてみてください。この時、イメージした線を見続ける必要はありません。続いてテストを行なってください。おそらく、負荷を加えても姿勢を維持することができる、つまり腹圧が高まっていることが確認できると思います（**写真2－2**）。次に、一本のラインをイメージしてその上を歩いている意識で歩行を行ない（**写真2－3**）、再度テストを行なってみてください。結果は、腹圧が低下し、維持できなくなるはずです（**写真2－4**）。先回りシステムがきちんと働かない中心軸歩行はコアスタビリティを減弱させるということが考えられます。

ここまで、人間にとって、もっともベーシックな「歩く」という運動をテーマに、足の構造や仕組みが力学的にどのように機能するのか、地球上に存在する法則性とどのよ

写真2-1

二軸感覚歩行

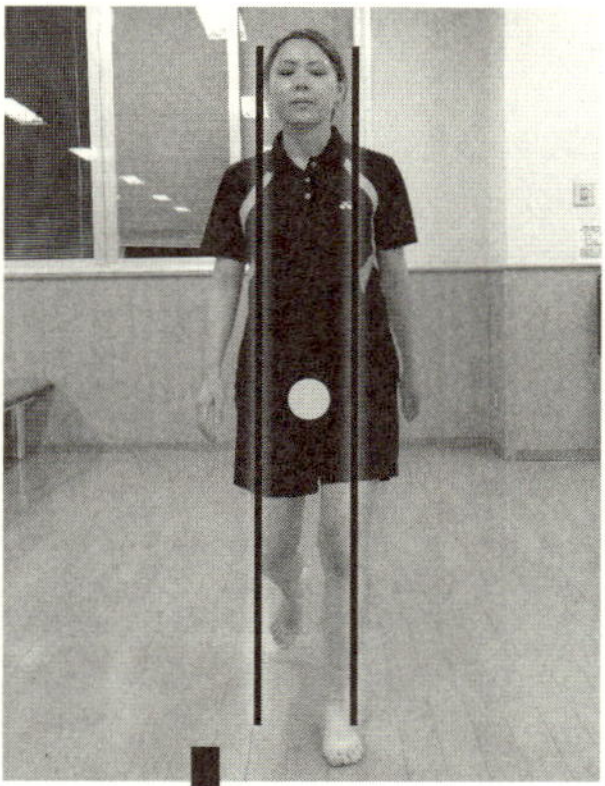

写真2-2

コアは高まる

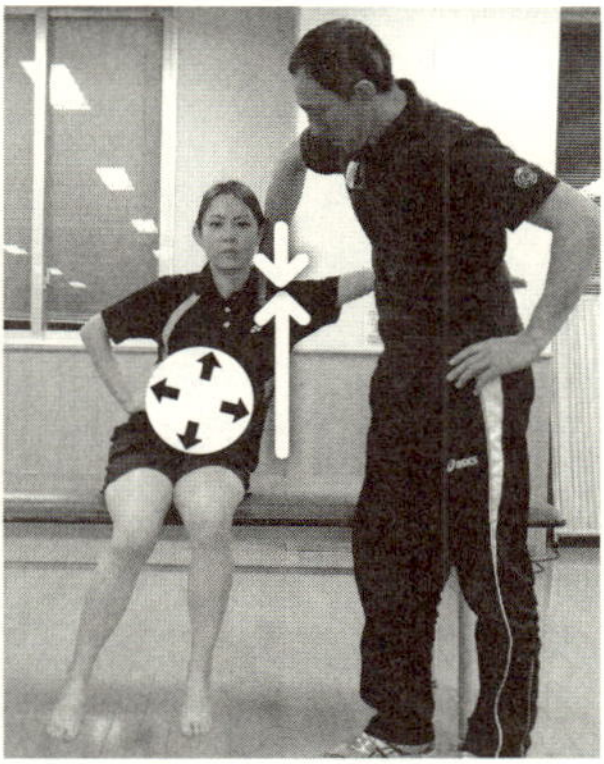

写真2-3

中心軸感覚歩行

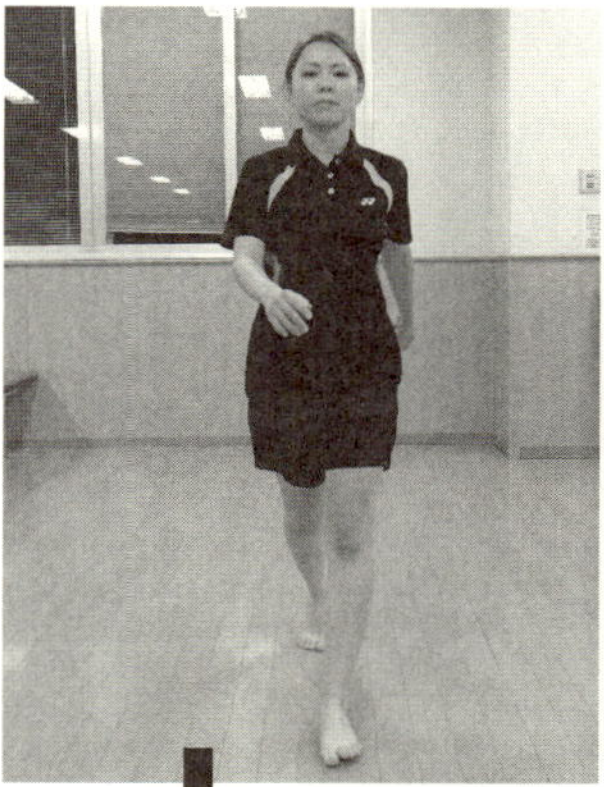

写真2-4

腹圧は弱まりひっくり返る

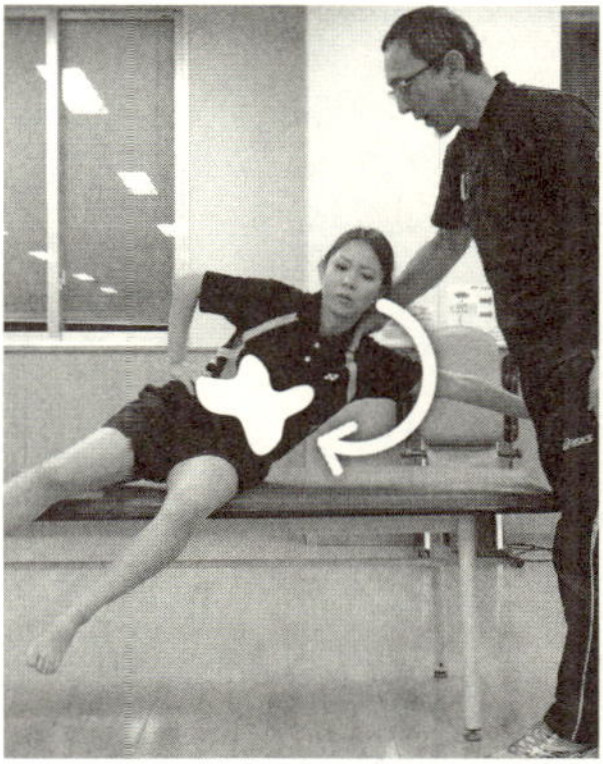

二軸歩行で歩いた直後に、腹圧テストを行なうとコアが高まっていることがわかる。しかし、中心軸歩行で歩いた後のテストではコアの機能が著しく減弱してしまう

うに関わり合って機能するのかというところを私なりに紹介してきました。ここからは「人間の足は何を想定して、そのような進化を遂げてきたのか？」という次の想像を働かせていかなければなりません。

神経系の驚くべきシステムも一緒に考えていくべきだと判断して、推奨する身体運動の裏付けもしてきたつもりです。その「動き」における概念というのが、中心軸感覚と二軸感覚です。この後に展開していく「走る」というテーマでも活躍する考え方なので覚えておいていください。

True knowledge about feet
CHAPTER 4

体が求めるウォーキングとは

ウォーキングブームも新しいムーブメントと言う感じではなくなってきました。健康法としても根付いてきているため、たくさんの人がウォーキングをライフスタイルの中に取り入れています。

しかし、残念なのがその目的。メタボ予防であったり、ダイエットであったり、どちらかと言えば生理学的なアプローチに偏り過ぎているように思われます。もちろん、体にとってはいいこともたくさんあると思うのですが、ウォーキングを始めて、体を壊したという人も案外と多いのです。「ヒザを痛める」「足の裏が痛くて歩けなくなった」「これまで、なかったタコやマメができてしまった」「外反母趾が悪化してしまった」など。これでは、健康のために始めたウォーキングの意味がありません。

ネット上で「正しい歩き方」と言うキーワードで検索すると、たくさんの情報が氾濫しています。ただ、この本で掘り下げていきたいのは、これまで考察を重ねてきた事象をふまえ「私たちの体がどのような歩行を求めているか」ということです。その観点から、「体が求める歩き方」のポイントを考えていきましょう。

まずは大前提として、人それぞれ、体の構造には違いがあります。持っているパーツはみんな同じですが、骨の形状や筋腱の質など、個体差が必ずあります。身長や体重、年齢、そして体の中で起きている代償パターンもそれぞれ違うのです。ですから、ひとつのフォームが正しいという論法はたいへん乱暴で、すべての人にエクササイズ目的の特殊な身体操作をすすめてしまうことは非常に危険な行為だと考えています。代表的なエクササイズウォーキングと、これまで紹介してきた情報を照らし合わせながら、すべての人が共有できる歩行時のキーポイントを探していきましょう。

イラスト1はウォーキング指導の現場でよく見られるフォームです。「アゴを引いて、腕を直角に曲げてヒジを後ろに引くイメージで、体をツイストさせながら、大股で歩く」「ヒザは伸ばしてカカトから着地」「着地した足に体幹をしっかり載せる」「踏みしめて蹴り出す時もヒザを伸ばす」……こういった感じです。では、照らし合わせてみましょ

イラスト1　エキササイズウォーキング

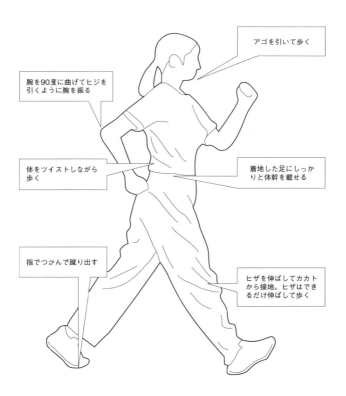

う。「体をツイスト、着地した足に体幹を載せる」は中心軸運動でCOPとCOGが重なって強い制動を生み、コアが減弱します。「ヒザを伸ばし続ける歩き」は、ヒザを伸ばしてカカトから接地することで体幹の並進を妨げ、足↓下肢↓コアの衝撃緩衝のシステムを使えなくします（**写真1－1**）。接地してからもヒザを伸ばす行為はヒザ関節の過伸展（反張膝《はんちょうしつ》）を誘発する危険性をはらみ、股関節を内旋させるので、上から足の過剰回内を誘導します（**写真1－2**、**写真1－3**）。

また本来はこのタイミングで、脚の外旋運動と回外運動で硬い足に移行しなければならないのですが、柔らかい足のまま、足底筋膜や外反母趾の人は患部に強烈な負荷を加えていきます。「踏みしめて蹴り出す」はすでに解説しているように、前方への推進にはそれほど有効ではありません。むしろ、筋腱に必要以上の負荷をかけ続けることになります。また「アゴを引く」や「ヒジを直角に曲げて、後ろに引くように腕を振る」は前に進みにくくする要素です。試しに、目をつぶって立って、後ろに引く意識で腕を振ってください。次に、腕を前に振る意識を強く持って振ってみてください。体がどちらに行こうとするかが解ると思います。腕を前に振る意識を持ったほうが前に行こうとする

写真1-1

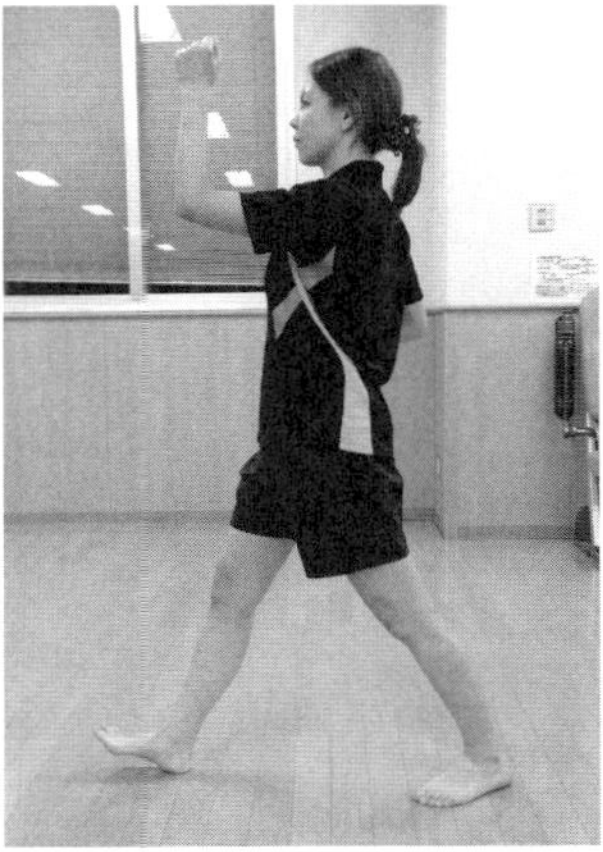

接地期のヒザ伸展

体幹の並進を妨げ、足からヒザ、そして体幹の衝撃緩衝がしにくいタイミングと状況を作る

写真1-3

ヒザ過伸展～股関節内旋、下腿内旋～過剰回内を作る　正面

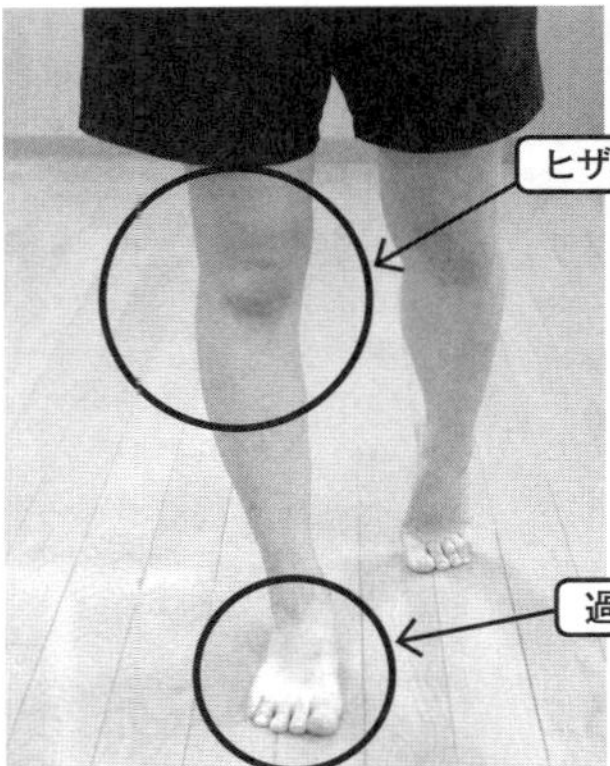

写真1-2

ヒザ過伸展　横

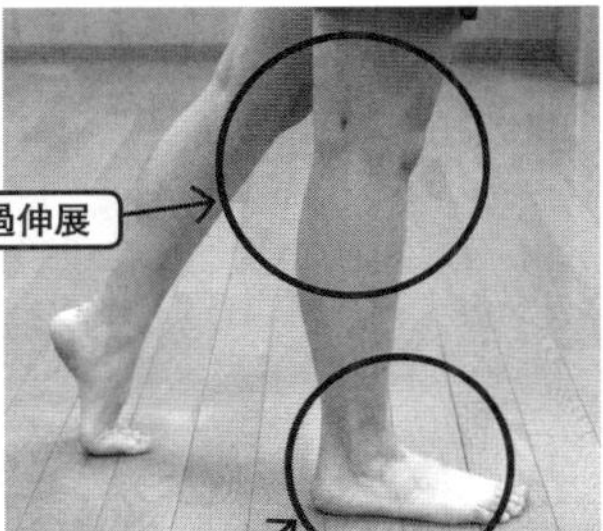

ヒザが過剰に伸びてしまうと反張ヒザや股関節内旋過剰回内を誘発する危険性がある

はずです。

ただ、確かに腕を後ろに引く意識で腕を振るフォームで歩いたほうが体を動かした感があります。きっとそこなのでしょう。「体に負荷をかけて、それに耐えられる体を作っていく」という考え方です。つまり、極端にいえば筋肥大を目的とした筋トレと同じ発想と言うことになります。

しかし、コアなどのインナーマッスルは、体を整えたり、自然な動きをするだけで勝手にその働きを高めているのです。「鍛える」という考え方ではなく、目的とする動きがスムーズに効率よく達成できることを運動学習として体に覚えさせることのほうが大切なのではないでしょうか。楽にたくさん歩けるようになることで、メタボ予防やダイエットなどの目的も達成しやすくなるように思います。

では「どのような歩行を目指せばよいのか」というところですが、誰もが共有できることを紹介していきたいと思います。

まずは、足の回内回外運動。これは体が準備しているシステムなので、ぜひとも活用したいところです。過剰回内の人は中心軸感覚に陥りやすいという話をしましたが、逆に考えると、中心軸感覚の歩行は過剰回内に誘導しやすいということになります。このことからも歩行時は、二軸感覚の歩行を心がけるということが大切です。

ロッカー機能の解説の中で「カカトの形は動きを作る」という説明をしましたが、次に待ち構えるアンクルロッカー、フォアフットロッカーに、カカトからの接地がもたらす運動エネルギーを効率よく引き継いでいくためにも、ヒールロッカーが確実に働かなければなりません。また、最後のフォアフットロッカーが機能するためには柔らかい足から硬い足への切り替え（足部の回内回外運動）がしっかりと行なわれることも必要になります。そのためには足裏のCOPの軌跡がカカト外側からアウトエッジを通って最後に拇指球へ抜けていく、理想的な接地から離地までの流れがほしいところです。まずは、カカト外側からの接地を誘導するためにも、接地直前の脚外旋の意識はあったほうがいいでしょう。

ヒザが伸びたままの歩行は何ひとつとしていいことはないですし、ヒザを伸ばしきるということはそう簡単にできることではありません。むしろ、力まずに歩行すればヒザに軽く曲がり、必要な時に必要なだけの筋緊張で足の衝撃緩衝と同時に柔軟な対応をしてくれます。また、蹴り出し期に必要以上にヒザを伸ばす行為は、次のスウィングのタイミングを遅らせてしまいます。実は、歩行サイクルの最後、離地直前にツマ先から立ちあがる地面からの反力は、体を前に進めるためよりも、おもにヒザをたたんで次に振り出すための準備をするほうに働きます。ですから、ヒザは伸ばしていくのではなく、接地した時から「自然に曲がる」という意識を持っておいたほうがいいでしょう。木寺先生たちの常歩の理論の中にも「屈曲感覚」という考え方があります。とくに、接地時の「ヒザの抜き」というヒザの動きは常足の代表的な動作感覚のひとつです。これは特別なことではありません。足がきちんと仕事をすれば、フォアフットロッカーが効き始めるタイミングとヒザ抜きのタイミングは一致します。フォアフットロッカーが起こる時、同時に起こっているのがオートマチックなヒザの屈曲、つまり「ヒザの抜き」なのです（**写真2**）。

そして、もうひとつ上げるとすれば、体のどの部分が移動したら「歩く」ということが成立するかということです。足でもなければ頭でもない、大切なのはCOG＝身体重心です。そのためには足を遠くにつく意識はいりません。振り出される脚に同じ側の胸を載せて移動する感覚で歩いてみてください（**写真3**）。振り出される脚側のお尻を叩き

写真2　共有できる歩行の感覚

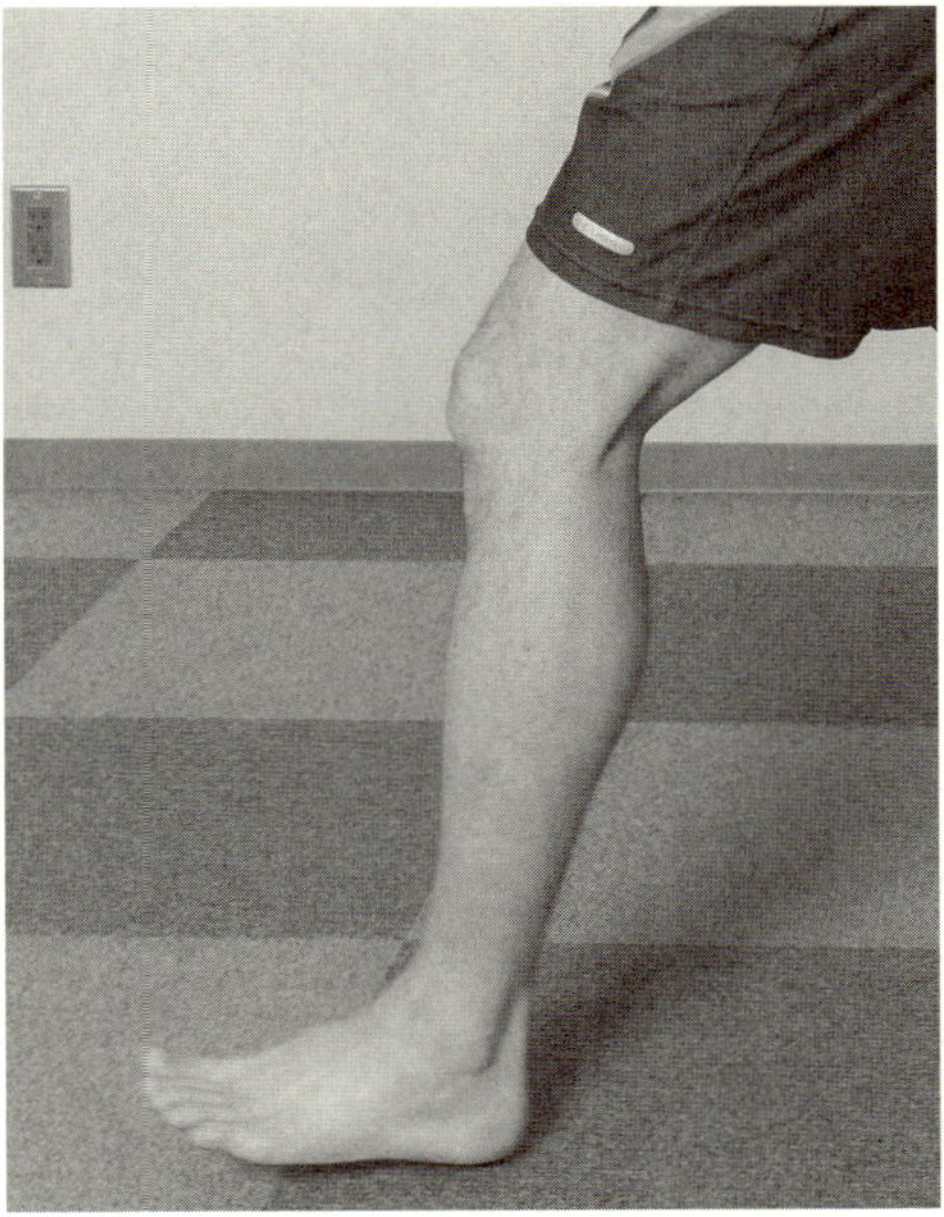

ヒザを伸展
し過ぎず
カカトからの接地

ヒザは伸ばし切らずにカカトから接地、適正な衝撃緩衝とともに、ヒザの抜きからスムーズにフォアフットロッカーに移行

フォアフットロッカー

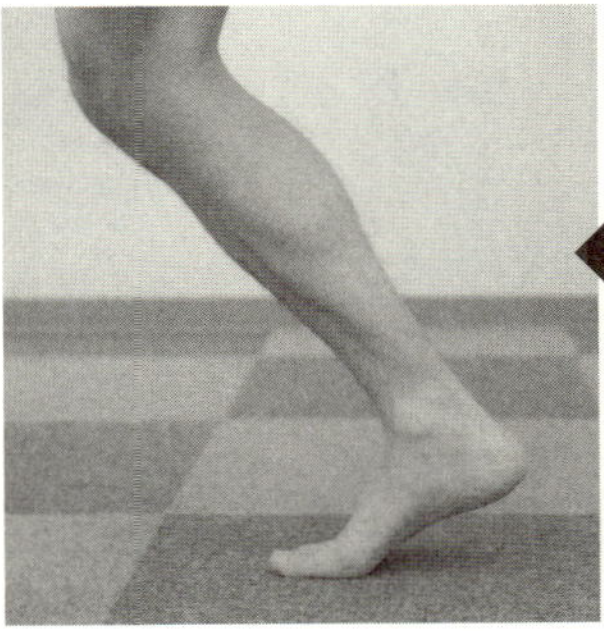

ヒザの抜き

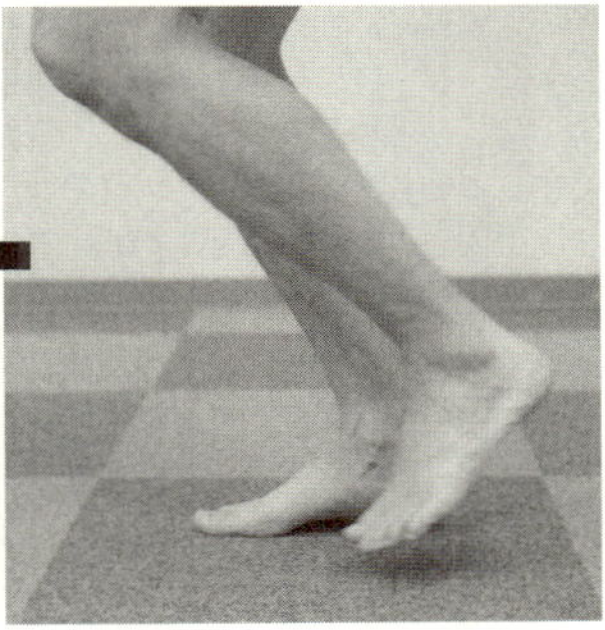

ながら歩けば自然とそのような感じで歩くことができるでしょう。

あとは、笑顔でまわりの景色を楽しみながら、視界を広くして歩いてください。顔の表情や視界のつくり方次第で体の動きは簡単に変化します。

ここまで解説したことを実践してみてください。はじめは、ぎくしゃくするかもしれませんが、そもそも私たちの体が動きたがっている動きをしてあげるだけです。うまくいけば、あなたの体が求めるオリジナルのフォームが自然とできあがるはずです。

この章では「立つ」と「歩く」を私なりに、掘り下げてきました。

何の気なしに立って歩いている私たちですが、ちょっと意識を変えて自分を観察してみると、わざわざ体の負担になる動きを選んでしまっていることに気がつくと思います。それはそれで、何らかの理由があって自然に体が選択していることですが、このような知識を得ることで当たり前のようにやっている動作を見直すことができます。そうすれば「あれ、楽になった」と思うことがたくさんあるのです。少し視点を変えて、立ったり歩いたりしてみましょう。

さあ、次は「走る」です。

写真3　遊脚に同側体幹が乗り込む

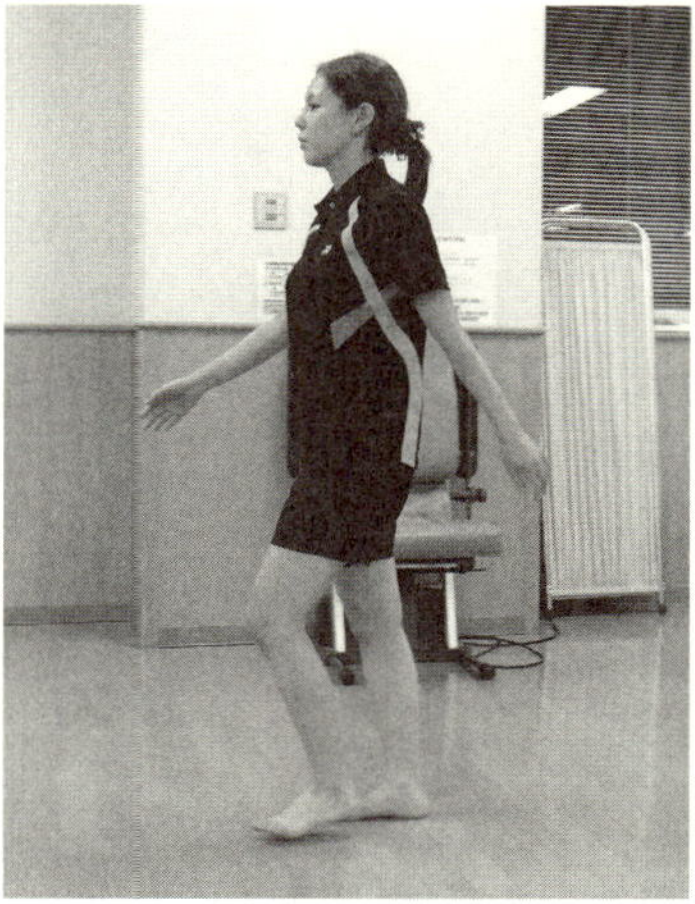

振り出される脚に同側の体幹がのりこむ　横

「歩行」とは移動すること。とくに身体重心の移動を意識することでスムーズな推進運動が得られる。接地した時にはすでにスウィングする脚側に体幹をスライドしているイメージ

尻たたき歩行トレ　横

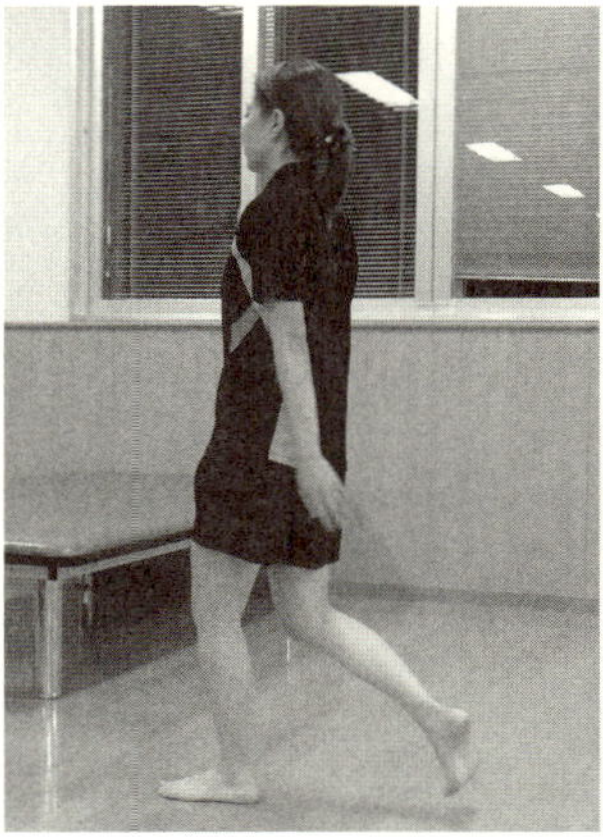

尻たたき歩行トレ　後ろ

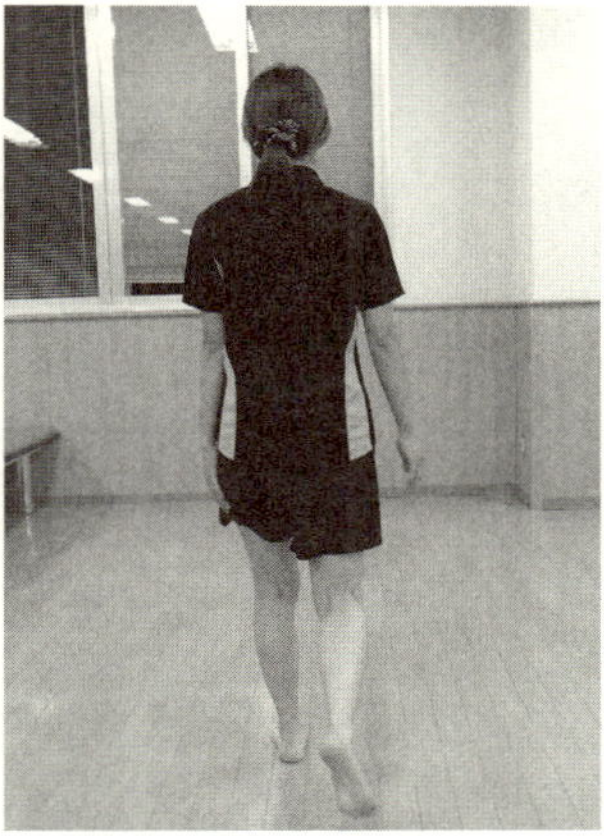

うまくできない人はヒップ、もしくは腰の横を叩きながら歩くとだんだんとイメージがつかめる。慣れてきたら、腕をナチュラルに振りながら歩いてみよう

True knowledge about feet

CHAPTER 5

ランニングブームと足の問題

「歩く」と「走る」を分けているのは人間だけ！

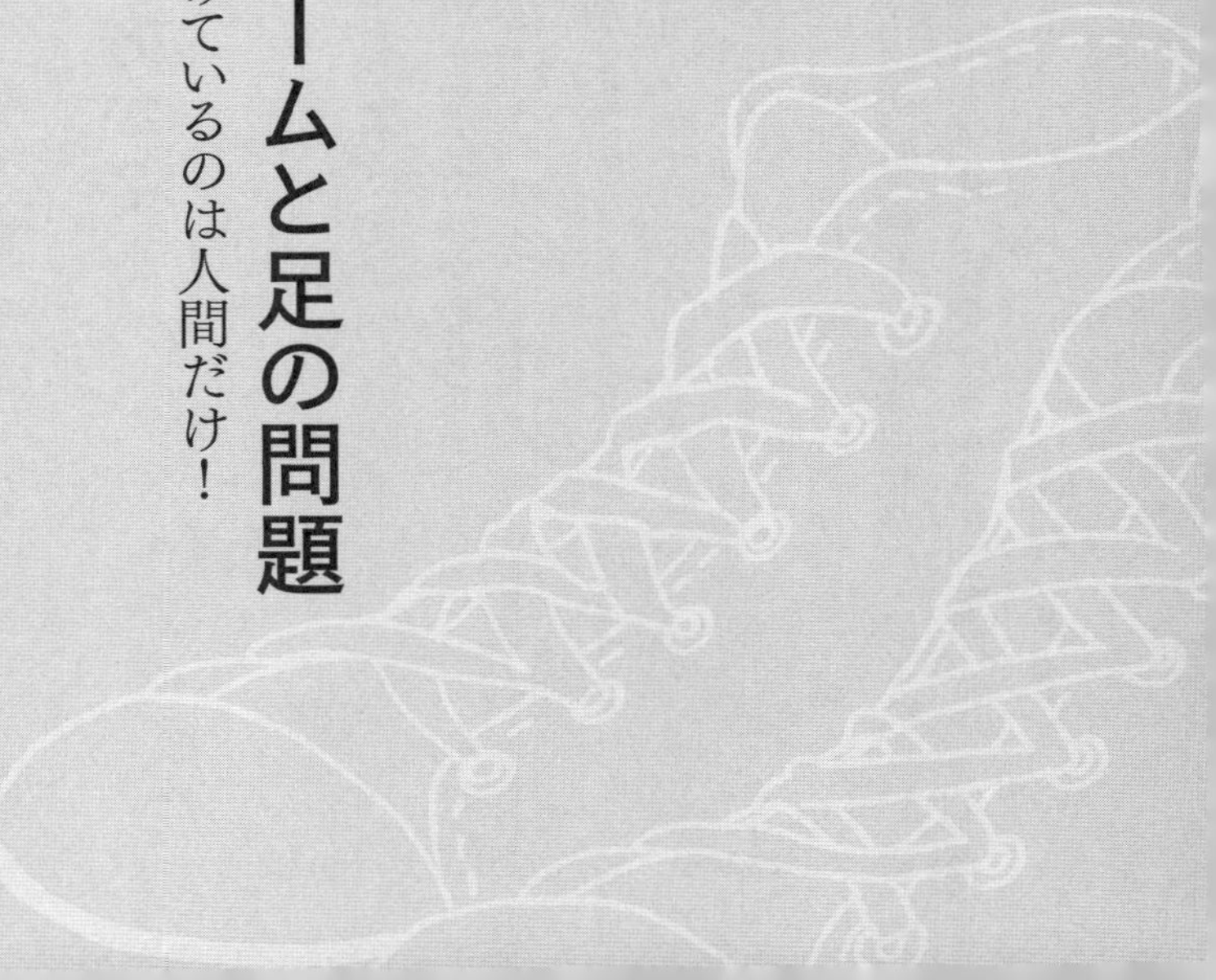

True knowledge about feet
CHAPTER 5

接地時の衝撃は敵か味方か？

この章では、いよいよ「走る」をテーマに話をすすめていきたいと思います。

近年、ランニングブームはさらに熱を帯び、勢いを増した感があります。ランニング人口自体はこの10年、それほどの推移は見せていないらしいのですが、メディアでの取り上げ方やこのカテゴリーに関わるビジネスや商品の露出、そしてシンボリックなマラソンイベントなどがランナーのモチベーションを向上させ、花を添えているようです。おそらく「楽しむ」という色が濃くなってきたのではないでしょうか？

ランニングが楽しくなって、打ち込めば打ち込むほど問題になってくるのが体の不調です。ほとんどのランナーが多かれ少なかれ、慢性的な痛みや不調を携えながらこのスポーツに関わっています。もっとも顕著に表れるのが下半身に起こるさまざまな痛みや不具合です。その原因として諸悪の根源のように取りざたされるのが「接地時の衝撃」

です。とくに硬いカカトで接地すると、ヒザや股関節などに衝撃が走ってケガや故障にいたる、という考え方です。

では、ランナーが患うケガや障害にはどのようなものがあるか、その代表的なものを挙げてみたいと思います。まずはランナーズニー。これはヒザまわりに慢性的な疼痛があるもの。おもに腸脛靭帯炎《ちょうけいじんたいえん》が原因と言われています。次にシンスプリント。これはスネの内側に慢性的な疼痛があるもので、後脛骨筋腱《こうけいこっきんけん》のスネの骨に付着している部分の炎症です。そして、足底筋膜炎。これは土踏まず、とくにカカトよりの部分に荷重するたびに痛みを感じる症状です。もちろんこれだけはないですが、この3つが占める割合はとても大きいと考えています。これら症状を持つ人のほとんどは過剰回内と言っていいでしょう。つまり、足に問題があるのです。

走るとなると、単純に接地した箇所にかかる床反力の立ち上がり（衝撃と言われているもの）の数値は体重の4倍ほどになると言います。しかし、問題はそこだけではなく、その障害になりやすい足や体の状態、そして、その状態を代償するために現れる走り方などに起因することも忘れてはなりません。

ここでは衝撃と呼ばれている「床反力（地面反力）」の濡れ衣を晴らしていきたいと思います。床反力とは立っている時に足裏に感じている圧力のことです。立った状態で、たとえば両足のツマ先側の圧力を高めてみてください。そうすると後ろに倒れようとする動きが起こります。この動きは床反力と人間の筋活動がシンクロすることで生まれます。たとえば一歩踏み出す時も必ず、その運動に必要なベクトルで床反力が働いているということになります。また、激しい運動になればなるほどそれに見合った強い床反力が必要になります。むしろ、走る時には体重の4倍ものエネルギーがもらえるというありがたいシステムが私たちと地球との間で約束されているのです。その約束は絶対に破られないとても信頼できる契約事項なのです。つまり、悪者にされている床反力がなければ、私たちは1歩たりとも歩くことはもちろん、走ることもできないのです。

そしてもう一件の冤罪も晴らしていかなければなりません。カカトでの接地が衝撃を増幅させるという考え方です。ここで取りあげることは、走る時にどこで接地するのが正しいのかという話ではありません。「カカトで接地した時に生じる床からのエネルギーが世間一般で言われるほどの悪さをしているのか」ということを検証していきたいと思います。そのためにもまずは走るという運動の中で何がどこで衝撃を緩衝する仕事をしているのかということを考えてみましょう。もちろん、接地はカカトということを前提にすすめていきます。

まずは、接地する角度の問題です。カカトでの接地をデモンストレーションする時やそのような図解を見るとたいてい、ヒザを伸ばした状態でカカトの後ろを鋭角に接地するイメージ（**写真1－1**）で説明をしているように思われます。そして、カカトでの接地はまともに衝撃を受けるという論調になってくるわけです。実際に試してみれば分かりますが、この動き自体に非常に無理があるということが分かると思います。適正なフォームであれば、カカトで接地するタイミングですでに体幹がほぼ真上に来ているため（**写真1－2**）、以下のようなことが起こります。

思い出してください。「形は動きを作る」です。カカトはその丸い形状で必ず転がります。また、接地した瞬間に床反力のベクトルはヒザを曲げる力として働きますし、カカトの回転もそれを促します。つまり、接地した瞬間にヒザや股関節、そして体幹と衝撃吸収の役割を果たす全身の機能を呼び起こすのです。

写真1-2

適正なフォームでのカカト接地

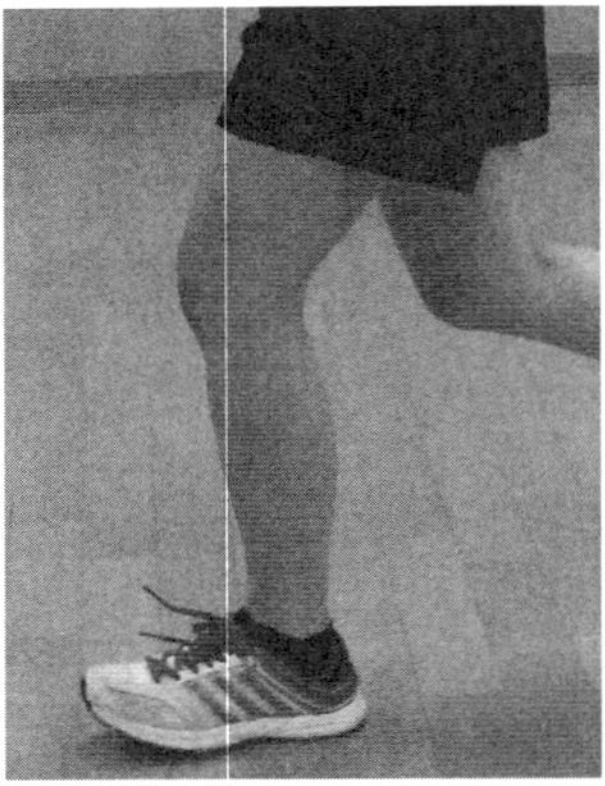

写真1-1

ヒザを伸展してカカト接地

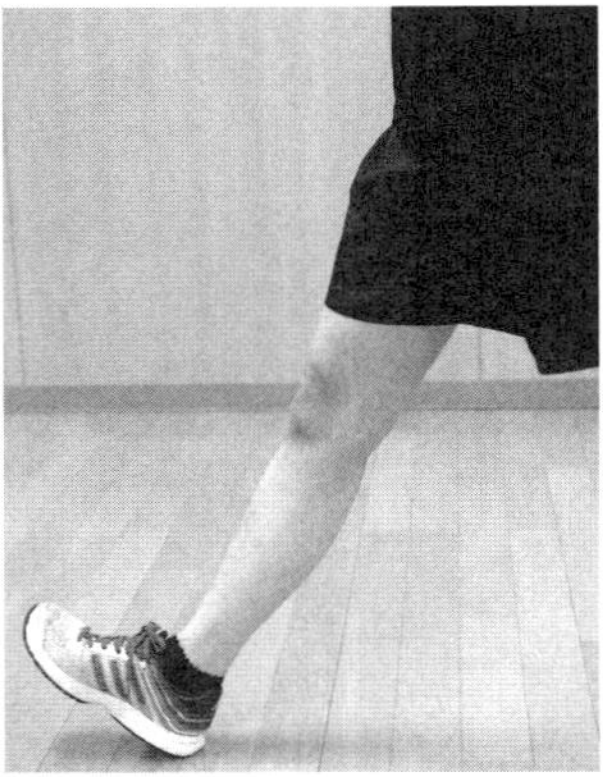

右はよくあるカカト接地のイメージ。これでは運動自体に無理がある。適正なカカトでの接地はヒザが適度に屈曲し、すでに体幹は真上に並進している

イラスト1

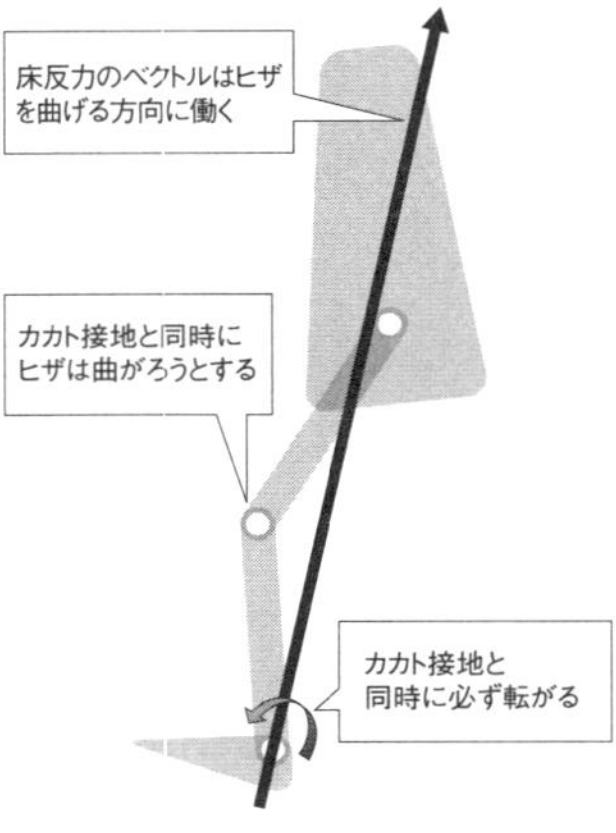
床反力のベクトルはヒザを曲げる方向に働く
カカト接地と同時にヒザは曲がろうとする
カカト接地と同時に必ず転がる

カカトの回転、床反力がヒザを曲げようとする

カカト接地の瞬間から、カカトは転がり、ヒザを曲げようとする。床反力が突き抜けるベクトルもヒザを曲げる方向に働く

そして、カカトそのものにもすぐれた緩衝材、脂肪層があります（**写真2**）。体脂肪率が10％を下まわっているようなマラソンランナーでも、分厚い脂肪層を持っている選手がたくさんいます。誰もが持ち合わせている、天然の衝撃緩衝材です。そして、忘れてはならないのが足の回内運動です。先に「宙に浮いている硬い足は接地する時にたわむ」という話をしました。ここまでで過剰回内のリスクばかりを書いてきましたが、適正な回内運動は、強力な衝撃緩衝能力を発揮します。つまりは絶対に必要な足の機能なのです（**イラスト2**）。

このように、見た目や床反力の数値だけでは想定できないことはたくさんあります。むしろ、接地するだけでこれだけのエネルギーを受けることができ、それを推進エネルギーに転化できる人間のメカニズムに驚くばかりです。

しかし、なぜ衝撃やカカト接地が悪者にされるようなことが起こるのでしょう。これは、先にも紹介したように、ランニングによる障害があとを絶たないという現実があるからなのです。そこには、やはり、過剰回内という足の問題が頭をもたげてくるわけです。

イラスト2

適正なフォームでのカカト接地

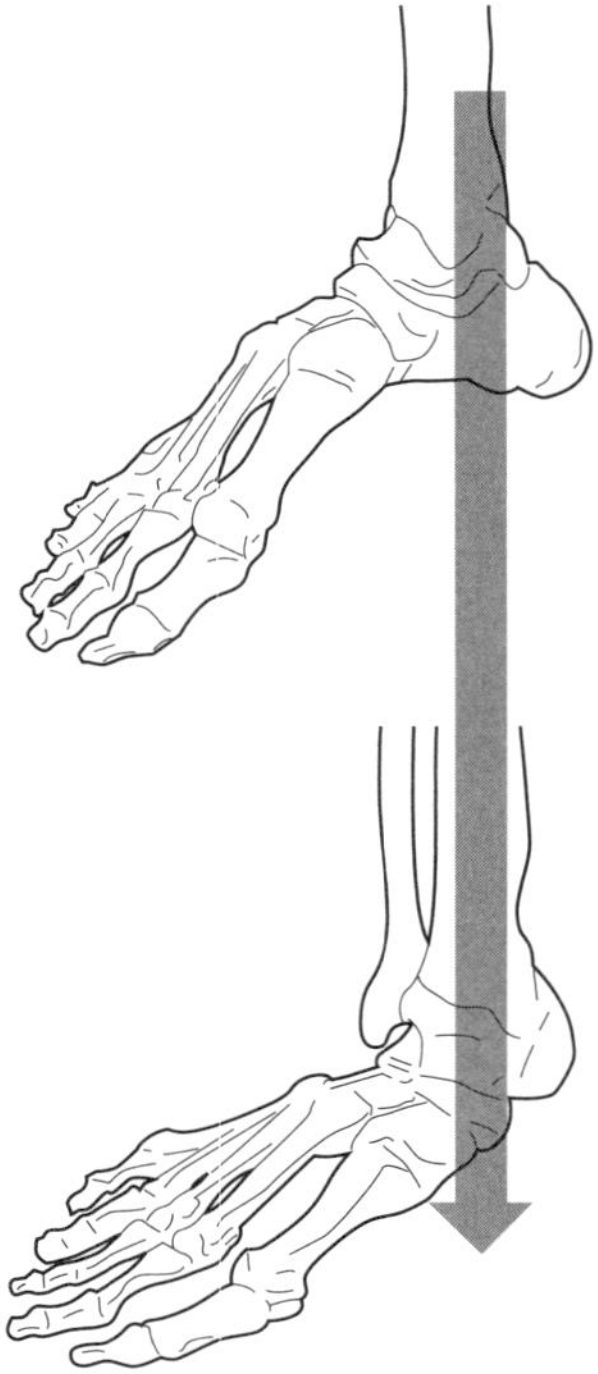

適正な回内運動は足における最大の衝撃緩衝能力である

写真2

カカトの脂肪層

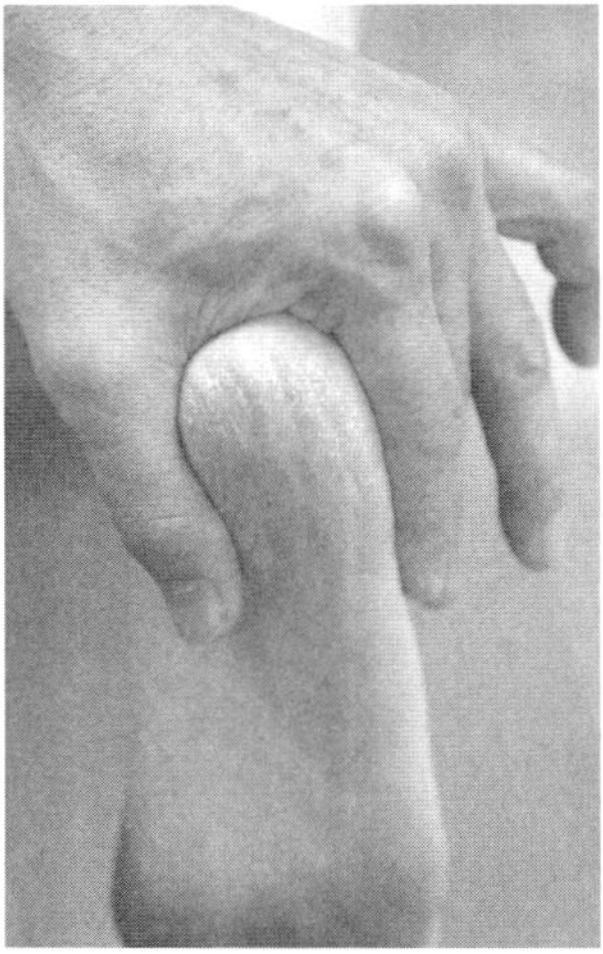

カカトの脂肪層は天然の衝撃緩衝材。土踏まずなどを除いて、足の裏のほとんどが脂肪層で包まれている

過剰回内のことについては、もうご理解いただいていると思います。カカトまわりの関節が崩れてしまうことで足全体、そしてヒザや股関節、骨盤、ひいてはコアスタビリティや上肢までにも影響を与えてしまう厄介な足の問題です。

国内のトップランナーからビギナーにいたるまで、たくさんの人が過剰回内がおもな原因であると言われている障害で苦しんでいます。しかし、そのほとんどは自分が過剰回内であることすら知りませんし、それによる全身のアライメントの変化や筋活動の変化を「代償する」ためのランニングフォームで走っているなどということなどは知る由もありません。

しかし、悲観しているばかりではどうしようもありません。痛かろうが、つらかろうが、足を引きずりながらでも満面の笑みでゴールするランナーたちにとって、このライフスタイルがいかに大切なものであるかということは、心に留めておかなければなりません。

このあと「走る」ということを少しディープに掘り下げていきますが、その前に少しシューズの事を書きたいと思います。

最近はいろんなコンセプトのランニングシューズがありますが、ここでは足の機能と仕組みを鑑み、過剰回内の人にとっても、いい働きをしてくれるであろうシューズ選びのポイントを3つご紹介します。

選ぶ時のひとつ目のポイントとして、カカトの骨を安定させるヒールカウンターが、しっかりしているものがおすすめです（**イラスト3－1**）。ふたつ目は**イラスト3－2**のようにトーションバランス（ねじれ剛性）がある程度しっかりしているものがいいでしょう。そして個人的にいちばんこだわりがある3つ目のポイントが、フレックスポイントです。**イラスト3－3**のようにMP関節の部分が柔軟に曲がる構造をそなえたものです。このフレックスポイントがMP関節の動きに一切のストレスを感じさせないくらいのスムーズさで曲がってくれることがオートマチックに推進力を増幅させます。いわゆるフォアフットロッカーが効くのと効かないとでは、ランニングの効率に雲泥の差があらわれます。

冒頭でも紹介しましたが、各メーカーのオーバープロネーションモデルはこの3つの条件が反映された構造になっているものが多いはずです。中には、アメリカ足病医学会

イラスト3-1

ヒールカウンター

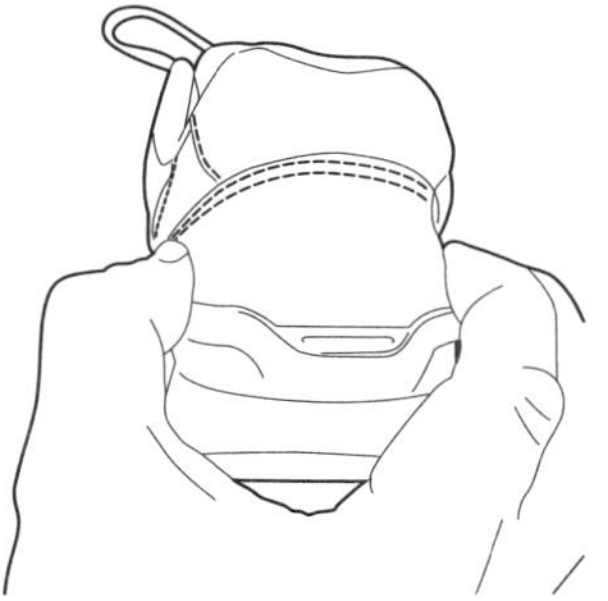

カカトを安定させるためにもしっかりとした構造のものを選ぼう。カカトからアキレス腱にかけてのフォルムに合ったものがおすすめだ

イラスト3-2

トーションバランス

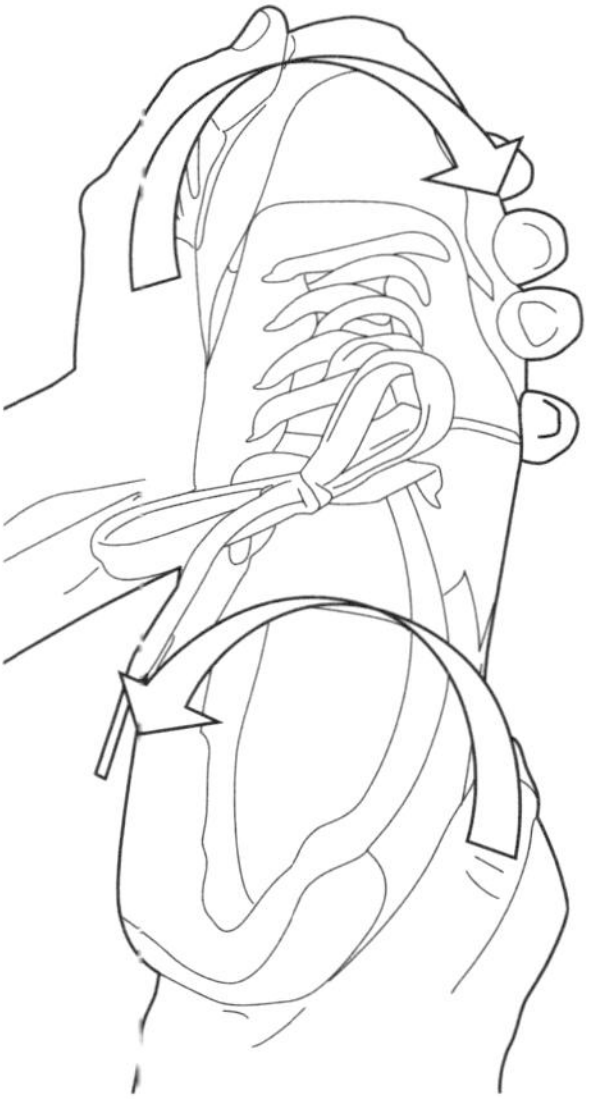

過剰回内の足は甲にある関節に過度な柔軟性が生じ、ねじれやすくなる。ある程度しっかりしたねじれ剛性を持つ、バランスがとれたものをおすすめしたい

イラスト3-3

フレックスポイント

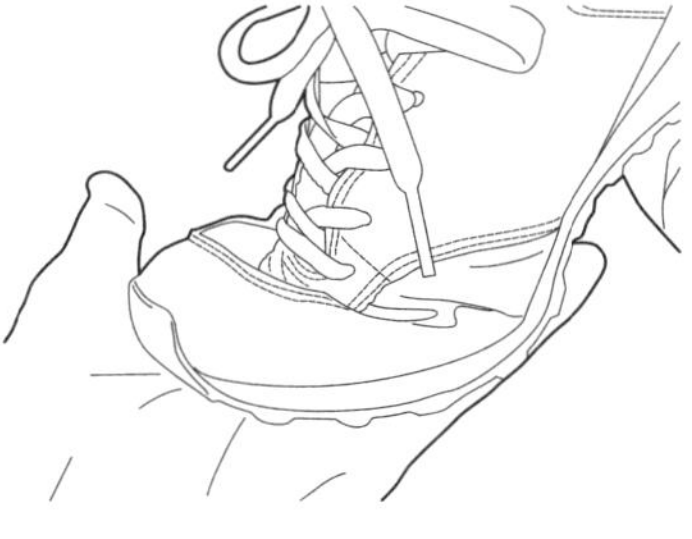

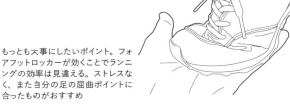

もっとも大事にしたいポイント。フォアフットロッカーが効くことでランニングの効率は見違える。ストレスなく、また自分の足の屈曲ポイントに合ったものがおすすめ

の承認を受けているものもあります。

大事なのは、足本来の仕事ができる環境設定になっているかどうかです。ほかにもいくつかポイントがあるのですが、かなりマニアックなものになるのでいつか、機会があれば紹介したいと思います。

True knowledge about feet
CHAPTER 5

「走る」の意識改革

立つ、歩くは、無意識下のうちにやっていることもありますが「走る」という動作はみなさんにとっておそらく特別なものになってしまっているのではないでしょうか？　走るという行為は1日の中でまったく行なわない日もあります。いざ走るとなると「ここはひとつ走るか！」という判断のうえでなされることが多いはずです。

しかし、視点を変えて動きだけを考えてみましょう。「走る」とは何をどう動かし、何を利用して結果として何が起こっていますか？　そのように考えるととても類似しているものがあります。それは「歩く」ということです。これは左右の足を交互に使って、移動するという行為をしています。そして、何よりも走る前にはまず歩きます。立っていきなり走りだすことは、相当意識してしかできないことです。「歩く」が「走る」、そして「走る」が「歩く」になるのです。

まずは一度、考えをリセットして「歩く」は「走る」、「走る」は「歩く」と考えてみましょう。この発想が自分の中にすんなり入ってくると、走ることがおもしろくなってきます。

「歩く」と「走る」を分けているのは、間違いなく人間だけです。

私がランニングのレクチャーを行なう時、まずはその人の普段の走りを見せてもらいます。そのあとに歩いてもらって歩行の修正を少しだけ行ない、できるだけ二軸感覚に近づけてあげるようにしています。その歩行がしっくりくるまで歩いてもらってからグラデーションのようにゆったりと走る動作に移行してもらうのです。ここではカカトからの接地はもっとも重要なポイントです。結果から言うと、最初に走ってもらったフォームとは違うものになっている人がほとんどです。しかもこちらのほうが、どう考えてもナチュラルなフォームなのです。シンスプリントや足底筋膜炎の疼痛を持っている人もこれを行なうと楽になる人が多いです。つまり、足をはじめ、体が本来備わった動きを選択しようとしているのです。

私が行なったことは「運動は連続している」ということを体に思い出してもらう作業

です。たとえば、スタートラインに立ったランナーのパフォーマンスはそこから始まるのではありません。立って歩いてスタートに行く前に、たくさんのスイッチが入っています。いいスイッチも悪いスイッチもです。この認識をもつことは実はとても大事なポイントです。つまり、その日の朝からの動作の連鎖がスタートラインに持ち込まれているわけです。

では、体感テストをしてみましょう。モデルになる人は**写真1－1**のように手を重ねて腕を上げる動きをします。パートナーは上から真下に負荷をかけます。上からの負荷にしっかりと対抗できるかどうかを尺度にしてください。これは先回りシステムが働いてコアスタビリティや全身の筋活動がしっかり働いているかどうかがカギとなるテストです。肩に問題がある人は危険ですのでやめておきましょう。まずはイスに座った状態から立ち上がることからスタートします。最初は立つ時にヒザを開き、少しガニ股の状態で男らしく立ち上がりましょう。スペースがあればそのまま5歩くらい歩いて立ち止まり、先ほどのテストをしてみてください（**写真2**）。そして次は、イスから立ち上がる時にヒザを内側に入れて内股気味で立ち上がり、5歩ほど歩いてテストをします（**写真3**）。

写真1-1

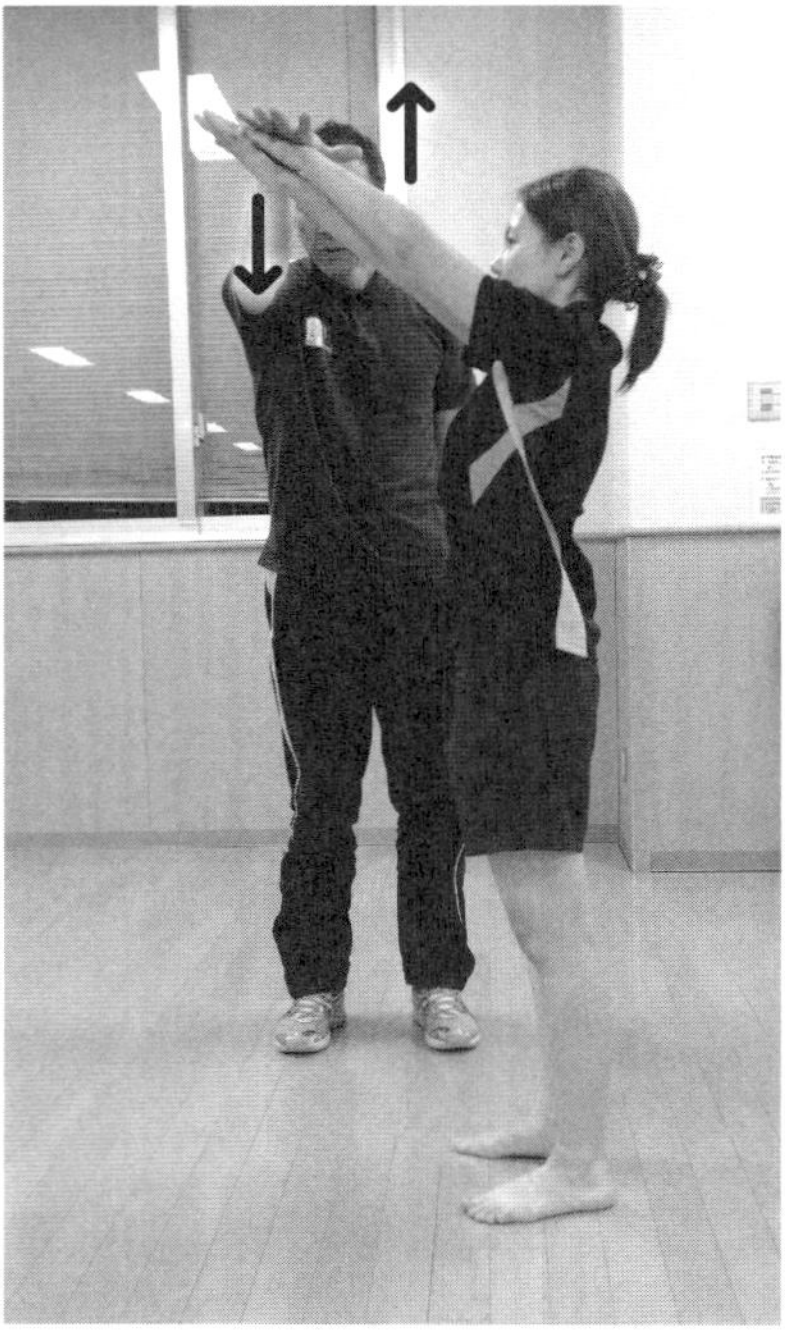

モデルの人は重ねた手を目線と同じ高さからさらに上に挙げる。パートナーは真下に負荷をかける。いかに効率的に負荷に対して抗うことができるかで評価を行なう

写真1-2

上から下ろす時に手前に引っ張らずに真下に下ろす

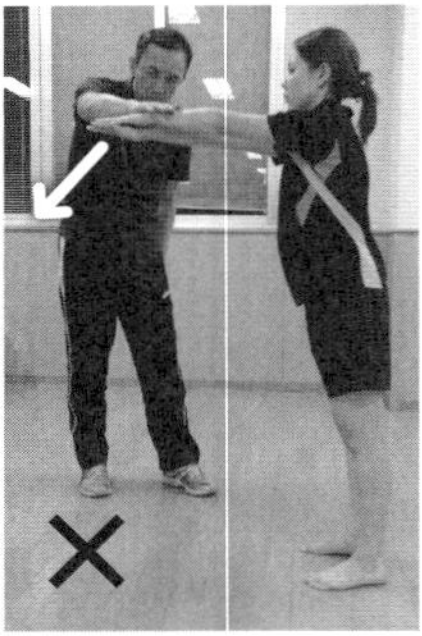

パートナーは手前に引っぱらないように注意をする

写真1-3

肩を水平にしたところから始めると、負荷がかかりすぎ肩を痛める

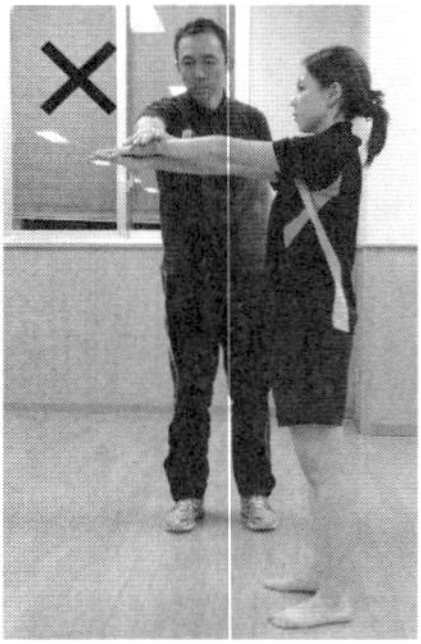

水平に位置したところから負荷をかけると肩を痛めやすいので注意が必要だ

写真2

テスト、良好

立ちあがると同時に流れを切らさず5歩歩く

ヒザを開いて立つ

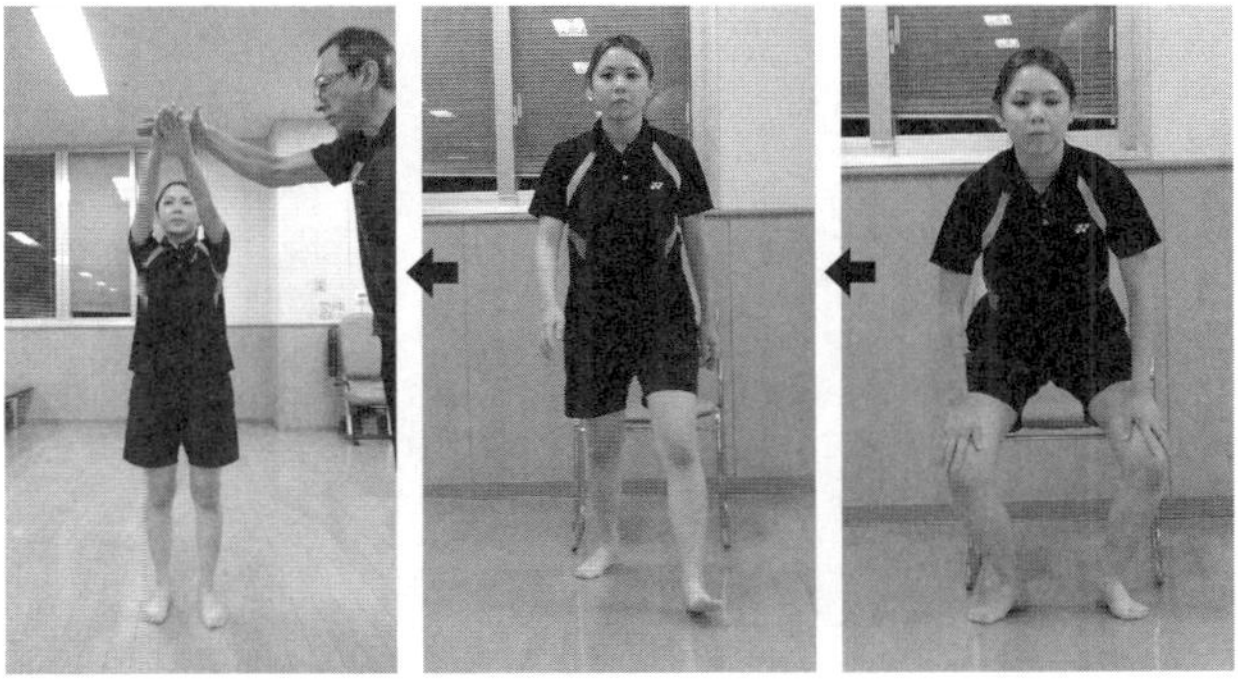

ヒザを開いて立ちあがると同時に5歩歩く。テストでは腹圧が高まり、効率的にしっかりと支えることができる

写真3

テスト、残念

立ちあがると同時に流れを切らさず5歩歩く

内また気味に立つ正面

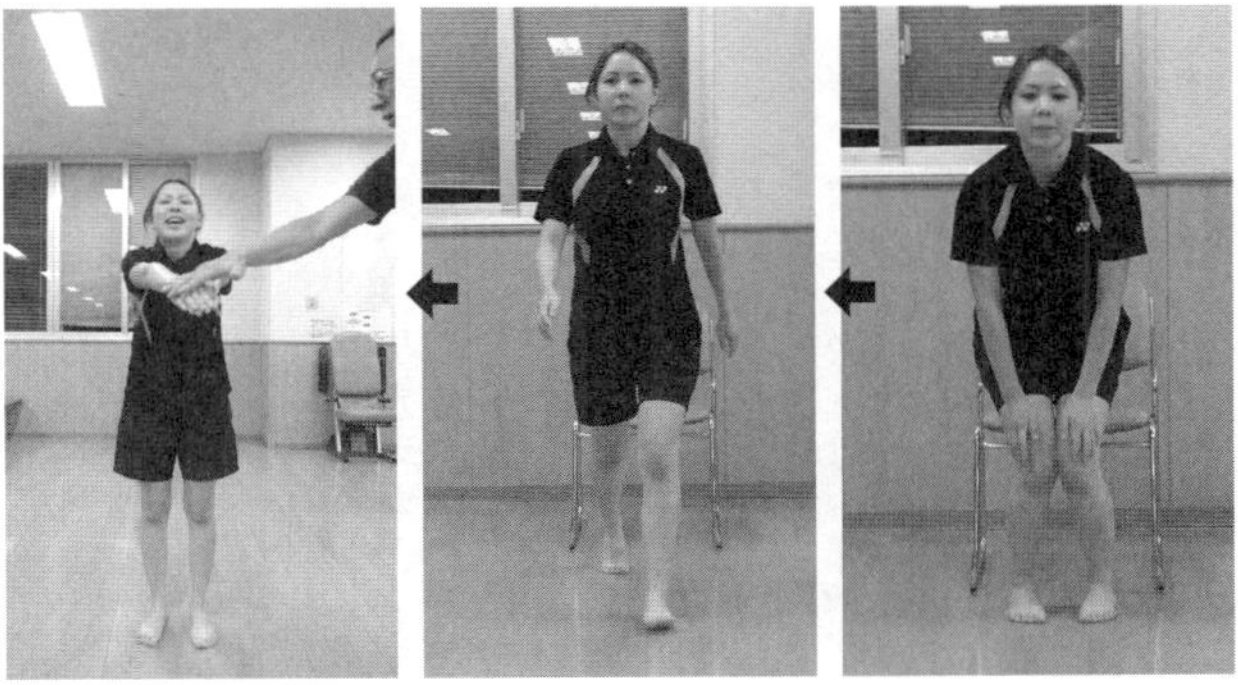

内股気味に立ちあがると同時に5歩歩く。テストでは腹圧は弱まり、力が入りにくくなる

ガニ股と内股の場合で変化が出たのではないでしょうか？

　このテストをする地点が、パフォーマンスを開始する場所、つまり、スタートラインに置き変えることができるのです。立った時の動作を歩行が引き継ぐため、その影響がパフォーマンスに現れるわけです。

　ほとんどの人がヒザを開いて立ちあがった時のほうが、良好な結果が現れたのではないでしょうか。ヒザを開いた時に、足はアーチをつくり硬い足で立つことができます。後者は先に足の内側を踏んでしまうことで柔らかい足で立つことになり、過剰回内に誘導されてしまいます。ポイントはここにあるようですね。

「運動は立った時から連鎖している」ということが実感できるテストを行ないましたが、このテストやすでに何度か紹介している座位でのコアバランスのテストは、非常に有用性のあるものです。動作感覚を確認する時や今行なっているトレーニングが、自分に合ったものなのかということを簡単にスクリーニングできるツールとしても活用できます。ぜひ、応用を利かせて確認作業に使ってみてください。

　さて、私が冒頭で問題提起した「ランニングをする人たちの走りは特別なものになってしまっているのではないか？」ということについてさらに解説を加えると、人間に備わっている「走る」というベーシックな運動にもかかわらず、先ほどのテストでも確認できたような動作の連続性を排除した、特別な運動になってしまっているのではないかということなのです。さらに言うならば「走る」と言うスイッチを入れなければ走れなくなってしまっているのではないでしょうか。

夜、寝ぼけ眼でトイレに起きる時に私たちは「さあ、立ちます。そして歩きます、トイレのドアを開けて……」という実況中継のような事はしません。しかし、子供たちが部活で走る時は「ウォーミングアップをするために走る」というスイッチを入れる必要になります。このように、体を動かす準備運動であったり、ランニングのようなスポーツであったり、現代では「走る」のほとんどの環境には大義名分のようなものがあり「運動を始める前にスイッチを入れる」というひと手間が必要になってきているように思われます。

まだ乗り物が発達していない頃、移動手段は自分の「足（脚）」でした。その頃の「歩く」と「走る」の使い分けは、ごく単純なこと、つまり「急ぐ」という条件下でその動きが発生していたのだと思います。「歩く」と「走る」の絶対的な違いはスピード、早く移動するための手段なのです。これは、地球上に住む生物のすべてに共通することだと思いますが、動きを早めて目的を達成する時間を短縮するためにおこなう行為のひとつなのです（**イラスト1**）。

私たちの日常でなくなりつつあるのが、急いで移動することを自分の体で直接的に行なうことです。もちろん「電車に乗り遅れそうだから急いで走る」というのはあるかもしれませんが、その先には目的の時間を短縮する、つまり本来なら「走る」の仕事の部分を代行してくれている電車と言うシステムが待っているのです。

移動の手段としていつも寄り添っていたはずの「歩く」と「走る」なのに、交通手段が発達した現代では、日常で「走る」という時間は昔にくらべて少なくなってしまいました。ウォーキングも今やエクササイズやスポーツの仲間入りをしています。「歩く」ことでさえも「特別化」が進んでいるのかもしれません。

運動を考える時にいつも立ちもどるところがあります。それは「そもそも、人間の体はどういう構造を持ち、どのように動きたがっているのか？」というところです、足の

イラスト1

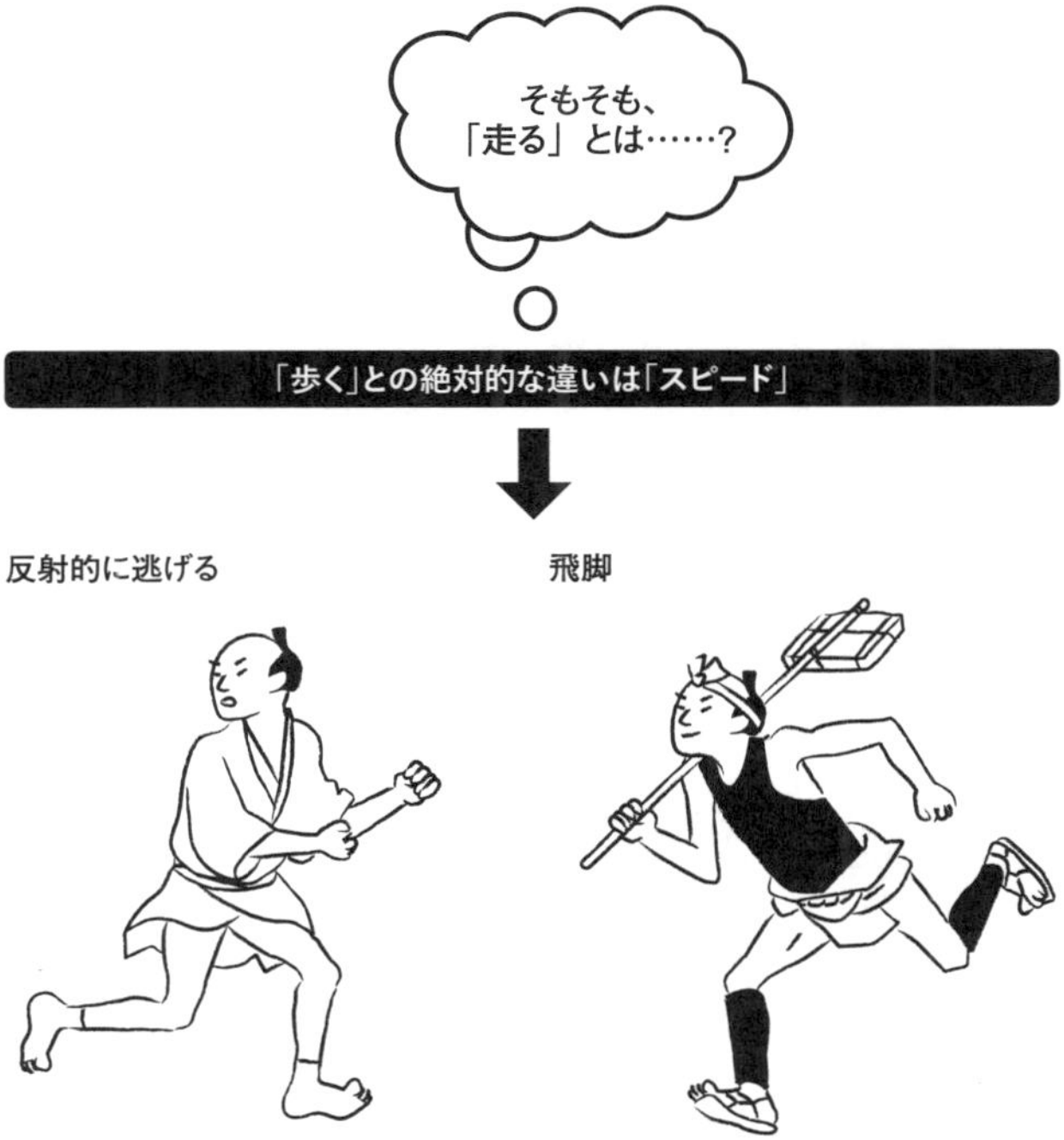
そもそも、

「走る」とは……？

「歩く」との絶対的な違いは「スピード」

反射的に逃げる
飛脚

ランニングは「走る」ための「走る」に。意識の中で特別なスイッチを入れるひと手間が必要になっているため、走り方が画一化され、人それぞれのナチュラルな動作感覚が忘れ去られているのかもしれない

構造を考えてみましょう。たとえば土台とも言えるカカトの骨とカカトの上で全身を支えているスネの骨は、実はまっすぐな荷重ラインに位置しておらず、内側に傾くような位置関係になっています。私が足の構造を勉強していた時は、この位置関係こそが回内回外運動を作るということがよくわかっていなかったので、やはり「そもそも人間の体は……」に立ちもどって骨格構造を紐解き理解を深めたのを思い出します。先ほど紹介した「走る」についての考えは、「そもそも」立ちもどった現時点での思考のスタンスということになります。「走る」をまずは「特別」な場所から日常の中に戻す、というのが私のランニング指導の根幹です。

「そもそもどうだった？」に立ちもどるために、まずは根源的な身の回りの条件を最大限に取り入れることから始めます。人間が自然に身体重心を移動させるために必要だったことを思い出しましょう。まずは、地球の法則に従順になることです。どうしてもこの「しばり」からは逃れることができないのですから、逆手をとって委ねきるということです。その方法論として、二軸感覚があります。COPとCOGが逸脱し続けるためには一本のラインの上を走るような中心軸主体の動作感覚では先回りシステム（先行随伴性姿勢調節）が働きにくく、コアが減弱するので要注意です。二軸感覚の歩行では自分のツマ先から出ている架空の線を歩きますが、その線を意識しなくてもできるようになるまで歩きましょう（**写真4－1**）。足元ばかりを見るのではなく、まわりの景色を見て、できればパートナーと楽しくおしゃべりをしながら、むしろ「歩いている」という意識がなくなるくらいのほうが次の準備が整っていきます。動きに慣れてきたら、グラデーションのイメージで「歩き」から「走り」へ移行してみましょう（**イラスト2**）。

ここで必ず心がけてもらいたいのがカカトからの接地です。歩行時は自然とカカトからの接地になっていると思いますが、走る時も、まずはその感覚を引き継いでいきましょう。これは、ロッカー機能（**写真4－2**）を体に再認識させることで、足と体の仕組み、自然の法則とのコラボレーションを体にしみこませることになります。20～30ｍ走ったら今度はゆっくりと「歩く」に戻ります。これを何度か繰り返し走る距離を増やしましょう。実際に行なってみると最初はなかなかうまくいかないものです。とくに「歩く」から「走る」のつなぎ目のところでぎくしゃくする人が多く、中には一度止まらないと「走る」に移行できない人もいます。

イラスト2

～グラデーションのイメージで「歩き」から「走り」、「走り」から「歩き」へ～

二軸感覚でリラックスしたナチュラルな歩行から始めましょう。20～30m歩いたら、ゆったりと「走る」に移行していきましょう。

カカト接地を心がけて、転がる足の上にいる感覚で走ります。最初は20～30mくらい走り、ゆっくりと「歩く」に移行していきます。

動きに慣れてきたら距離や時間で臨機応変に「歩く」と「走る」を切り替えスムーズに引き継がれる感覚を身につけていきましょう。

写真4-1

二軸感覚歩行

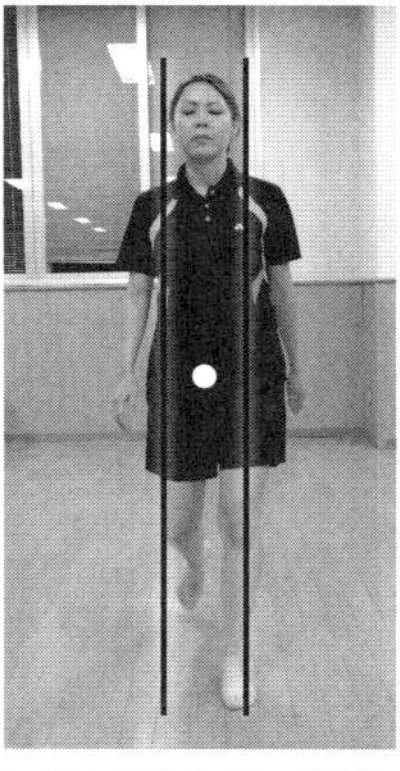

写真4-2

ロッカー機能（転がる足）

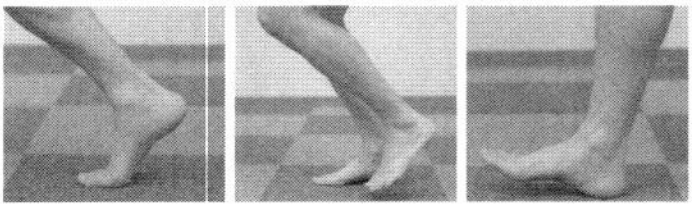

「歩く」と「走る」のつなぎめをなくすことをイメージしよう

とても興味深いことなのですが、このつなぎ目がうまくできないケースは、月間何百キロも走り込む人や競技者にとくに多く見られます。つまり、しっかりと走り込んでいる人ほど「走る」ということが「特別」な運動になってしまっている傾向が強いのではと考えています。また、そういう人に共通して、この章の中で紹介したような故障を抱えている確率も高いように思われます。

何でもそうですが、継続することが肝心です。ランニングトレーニングをする時は立ったその瞬間からトレーニングが始まっているという意識を持って、必ず「歩く」から始めてください。そしてゆったりと「走る」に移行しましょう。

特別なスイッチをなくす作業を続けることで、うまくいけば、驚くほどスムーズな「走る」を手に入れることができます。「歩く」は「走る」、「走る」は「歩く」です。感覚と運動を元の場所に戻してあげましょう。

ここまで「走る」の価値観を心身ともに更新していく作業を紹介しました。もちろん、これがはまる人もいればいまいちだと感じた人もいるでしょう。「いまいち」だと感じた人の中には、過剰回内でさらに厄介な代償が起こっているというケースが考えられます。ここでは、足の問題を痛みや不具合という話ではなく、根本的な動作環境にどのように影響を及ぼしているかという視点で検証してみましょう。

「立つ」というテーマの中で、しっかり踏んばって立つことが「動く」うえでいいことなのか？　ということを紹介しましたが、ここでは、足のアライメントが整った時や、コアをはじめとした全身のコンディショニングがうまくいっている時はどのような立ち方をしているのかということを再確認したいと思います。ここでもまた、テストをしてみましょう。モデルの人は、**写真4－1**のようにまずは自分の体の前で両手を組んでカゴを作ってください。パートナーは、そのカゴの中に握りこぶしをまっすぐに入れて、真下に押します。

モデルの人はカゴを上に引き上げないように気をつけながら（**写真4－3**）、自然体で立位をキープしてください。さて、どうでしょう？　おそらくパートナーがこぶしを真下に押す負荷に耐え、しっかりと立つことができている人が多いのではないでしょうか？

次に**写真4－2**のように後ろ手にかまえて（この時、前傾しないように・**写真4－4**）、

写真4-1

前にカゴを作って負荷をかける基本姿勢

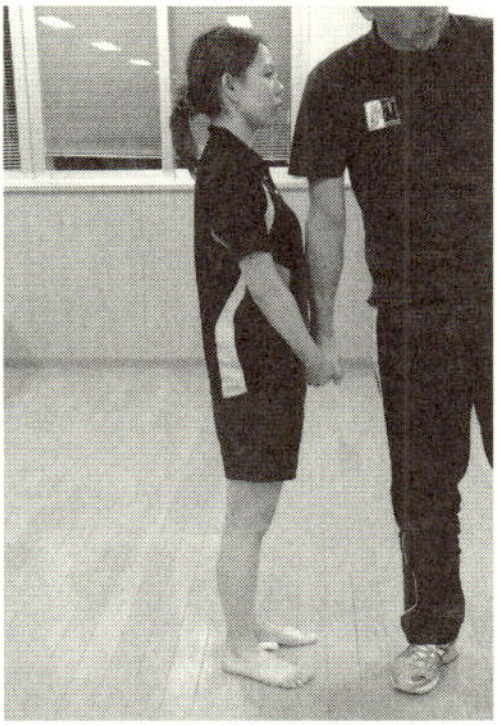

写真4-2

後ろに負荷をかける基本姿勢

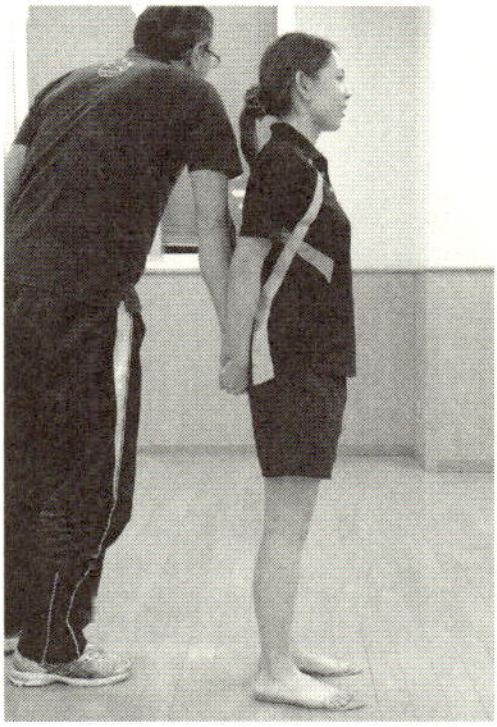

手を組んでカゴをつくる。パートナーはこぶしを真下に向かって押しながら負荷をかける。前と後ろで検証する

写真4-3

持ち上げない!

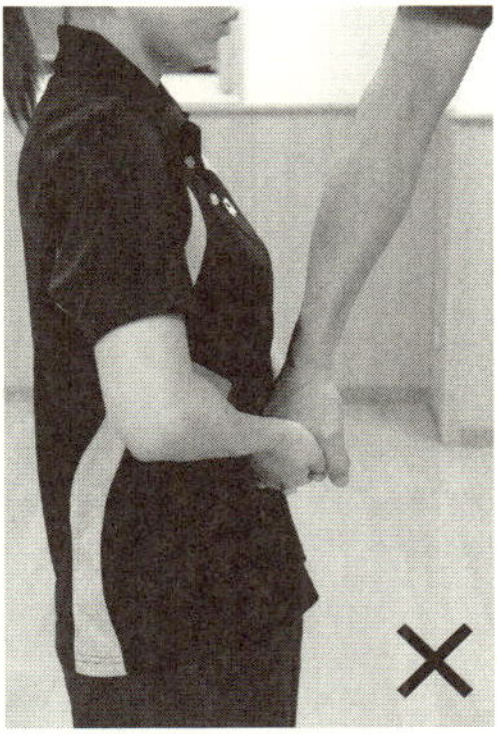

写真4-4

前傾しない!

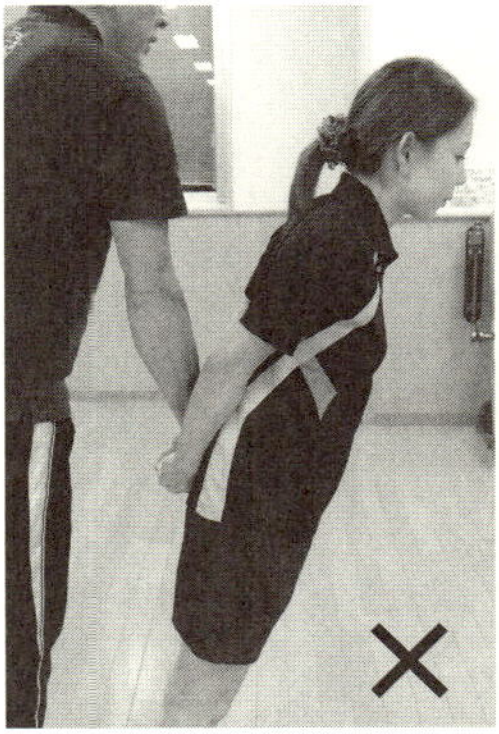

注意事項：前で負荷をかける時に手で作ったカゴを持ち上げない。後ろでカゴを作って負荷をかける時、前傾をとらない。モデルは自然体で立つ

同じ要領でテストしてみましょう。すると今度は後ろにひっくり返りそうになる人が多いはずです。

このテストは体幹に近い位置の前後で真下に負荷をかけるものなので、簡単に言うと前に動きやすい立ち方か、それとも後ろに動きやすい立ち方かという判断ができます。前方向には耐えることができるが、後ろに倒れてしまうという人は、COP（足圧中心点）がCOG（身体重心）に対してツマ先側にあるため、どちらかと言うと後ろに動きやすい状態で立っているのです。

では、雑巾絞り、先に紹介したSUPERfeetを使用するなど足を整えてから、テストしてみましょう（**写真5－1～5－3**）。そうするとおそらく真逆のことが起きるはずです。ということは、今度はCOPはCOGに対して少し後ろのカカト側に位置し、後ろには安定を、前には動きを作れるポジションになっているということになります。

最後に、足の骨格アライメントをさらに崩した状態ではどうなるかということを試してみましょう。ハンカチを丸めたようなものを土踏まずや甲の付け根近外側に敷くか同じコンセプトのインソールを使って、テストを行なってみてください。前で負荷をかけ

写真5-1

前に動きやすい

写真5-2

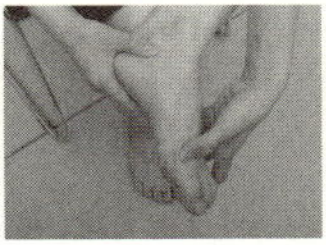

写真5-3

後ろはしっかりと支える

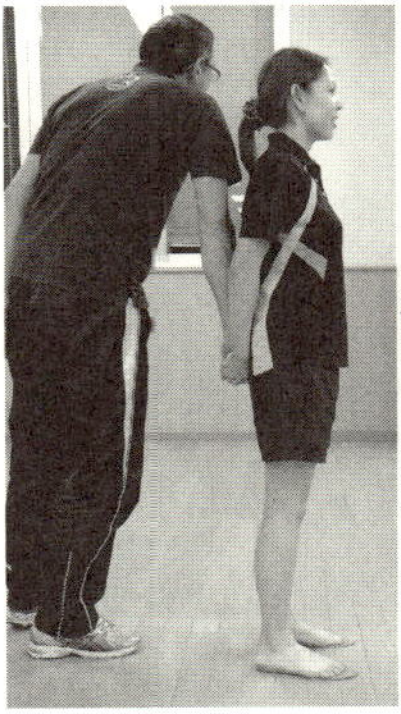

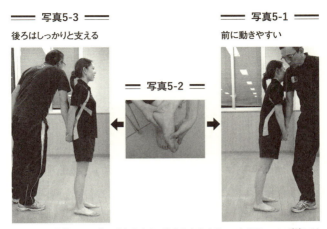

足を整えた状態では、前に動きやすく、後ろは安定する。これはランニング時には前に進みやすい理想的なポジション

写真5-4

前に動きづらい

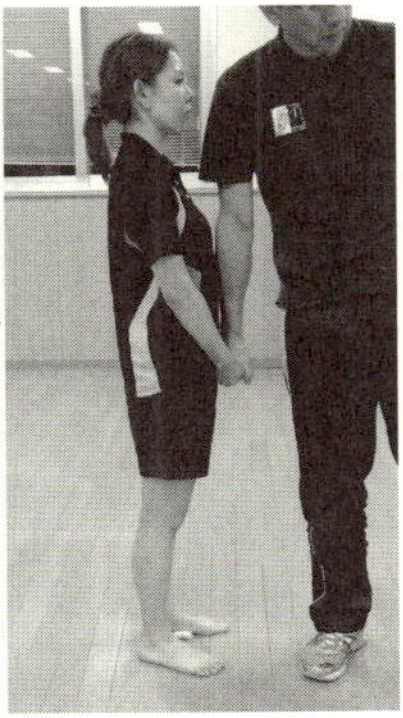

写真5-5

足の外側にはさむ

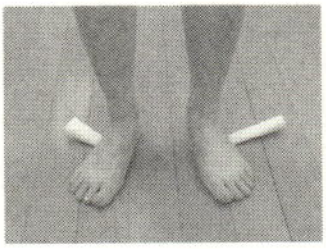

OR

写真5-6

土踏まず

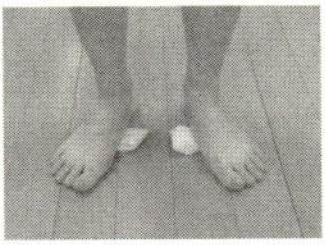

写真5-7

後ろにひっくり返る

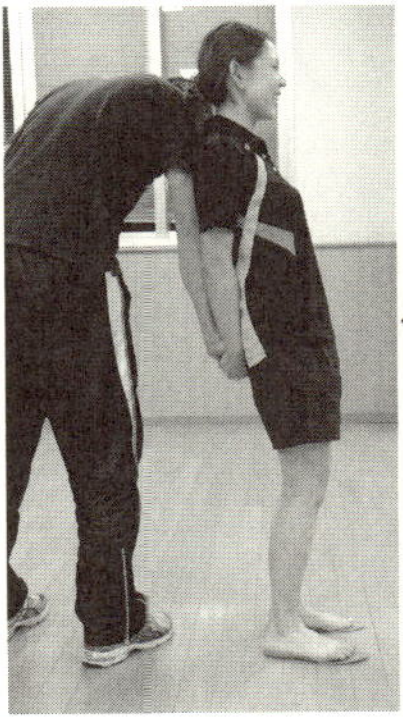

足の骨格アライメントを崩した場合、前は動きづらく、後ろへひっくり返ってしまう。これはランニング時に前に進みにくいポジション

た時は、より安定感が増し、びくともしなくなる人が多いと思います。つまり、さらに前に動きづらいポジションになったということです。ところが、後ろの場合は、少しの力でひっくり返ってしまいます（**写真5－4～5－7**）。

この結果を身近なことに当てはめて想像してみてください。たとえば登山を楽しむ人が過剰回内の足だとしましょう。何十キロものバックパックを背負って一歩一歩登っていくわけですが、実は、テストで起こった状況と同じように後ろにひっくり返りやすい、つらいポジションで頂上を目指しているということになります。

ここまでのテストをとおしていろいろな動きを体感してきましたが、ランナーにとっては直結している非常に大切なことが分かったと思います。大切なこと……それは、正常な足に近づけることで、体自体が前に進みやすい環境を作ることができるということです。過剰回内のように足に問題を抱えていたり、足まわりの環境がよくない場合は著しく前に進みづらい状況になっているということを、これからのトレーニングやアイテム選びにぜひ活かしてみてください。

なかなか簡単にはいかないとは思いますが「走る」の意識を、そして価値観を変えていくことも合わせてトライしてみてください。これは自分自身の可能性を探るおもしろいチャレンジです。合言葉は「歩く」は「走る」、「走る」は「歩く」です。

True knowledge about feet

CHAPTER 5

フォアフットランニングブームを考える

ここのところランニングシーンで話題になっているのがフォアフットランニング。簡単に言うとツマ先側から接地して走るランニングスタイルで、「人間はもともと、フォアフットで走るようにできている」という理論をもとにアメリカで始まったムーブメントです。また、人間は裸足で走るとフォアフットで接地するという論調もクローズアップされて、ベアフットランニング（裸足で走る）というカテゴリも生まれてきました。それにともない、各シューズメーカーも「裸足感覚」というコンセプトのラインナップを取りそろえるなど、ランニングというカルチャーに大きな変革をもたらしています。

なぜフォアフットランニングなのか？　硬い構造のカカトでの接地は衝撃が大きく体への負担がかかるが、フォアフット、つまりツマ先側は柔軟で衝撃吸収能力に優れているから体に優しいということがその理由と言われています。一般的に、シューズを履くとカカトから接地するため、接地時の強い衝撃がもとで体を壊すということも付録としてついてまわります。

そのような風潮ついての私の考えは、すでに書かせていただきました。その点もぜひ照らし合わせながら、足と体の「構造と機能」、そして走るという運動が何なのかというところを合わせて、このテーマと向き合ってみたいと思います。

ランニング時の接地の方法としてはおもに3つあるといわれています。ヒールストライク、フラット（ミッドフット）、フォアフットと呼び方はいろいろあるようですが、とにかく「どこで接地するか」ということでカテゴライズされている考え方です。

ヒールストライクは読んで字のごとく、カカトで接地する方法です。フラットもしくはミッドフット接地、これは足のまん中あたりで接地するというより、足裏全体をほぼ同時に接地するという考え方のようです。そして最後のフォアフット接地は先にも簡単に紹介しましたが、ツマ先で接地したあとにカカトを接地すると表現されていることが多いようです。

では、この3つの方法で接地する部分が足のどの部位を示すのか、ということを**写真**

1で確認しましょう。一般的に、前足部、中足部、後足部と分けられる場合と、前足部と後足部として分ける場合があります。前者はおもに手術や解剖時の切断面の説明で使われることが多いようです。そして、後者は足の機能を解説する時に使われます。

「足の前か後ろか、どこから接地するのがいいのか」という話をする前にまずは、内側で接地するのか、それとも外側で接地するのかということを解説しておきましょう。これも重要なポイントとなります。

では、内側、外側どちらの接地が人間に合っているのか、ちょっとした実験をしてみましょう。まずは何かにつかまった状態で、リラックスして片足で立ってみましょう。そして、宙に浮いているほうの足の力を抜き、状態を観察してみてください。すると足の外側のほうが地面に近いのが分かると思います。このように、接地する直前の足は下肢全体の構造として基本的には外側から接地するようにできています（**イラスト1**）。COPの足裏の軌跡もカカト外側から始まっていたことを思い出してください。これはカカトからの接地だけでなく、フォアフットでの接地においても同じように外側から地面にコンタクトすることがより自然であると言えるでしょう。ちなみにウサイン・ボルト

写真1

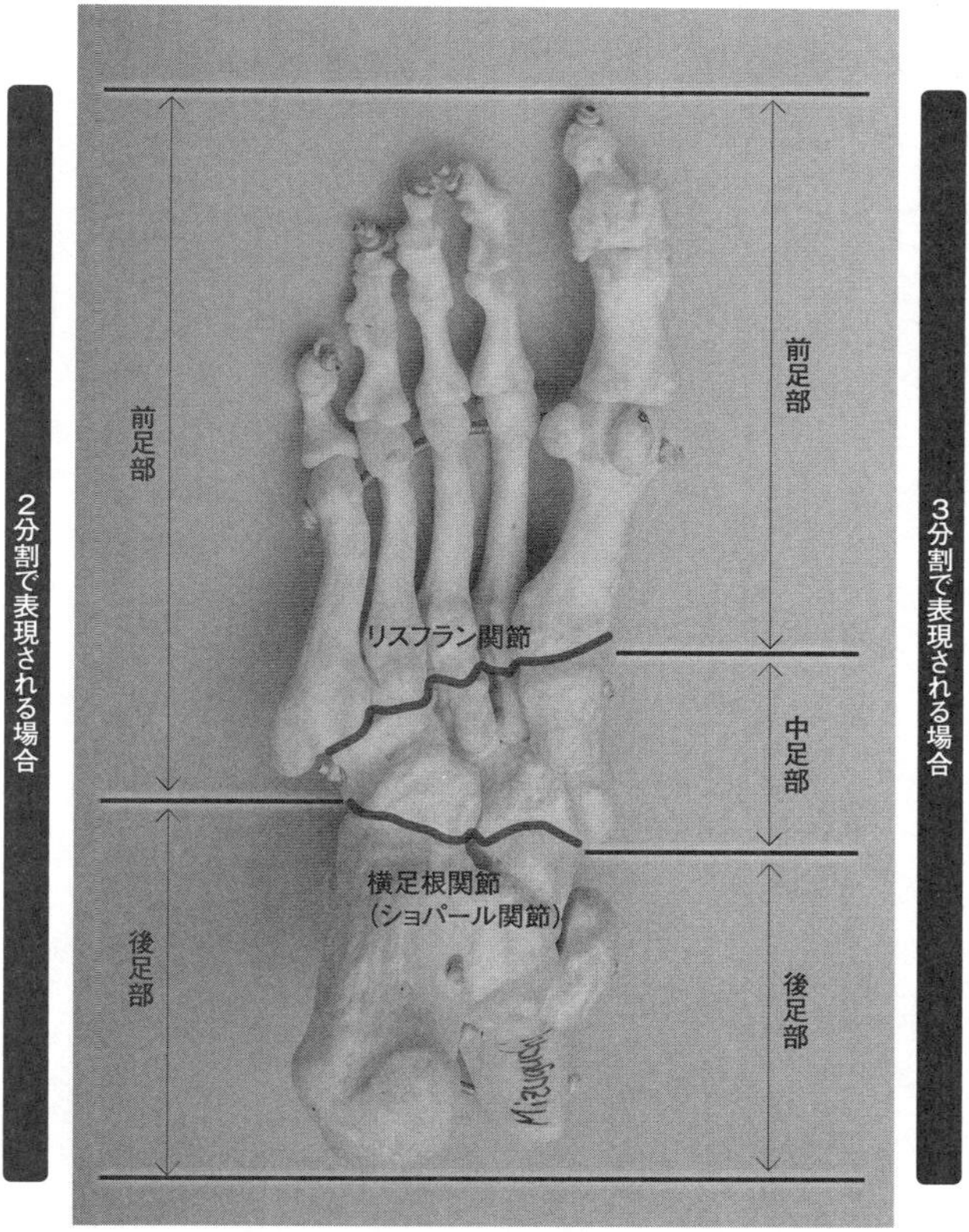

手術や解剖時の切断面としての説明では、足を3分割した表現が使われる。2分割での表現は、おもに、バイオメカニクスにおいて足の機能を解説する時などに使われる

イラスト1　接地する時は足は外側から

長距離ランナーの「足」　短距離ランナーの接地前の「足」

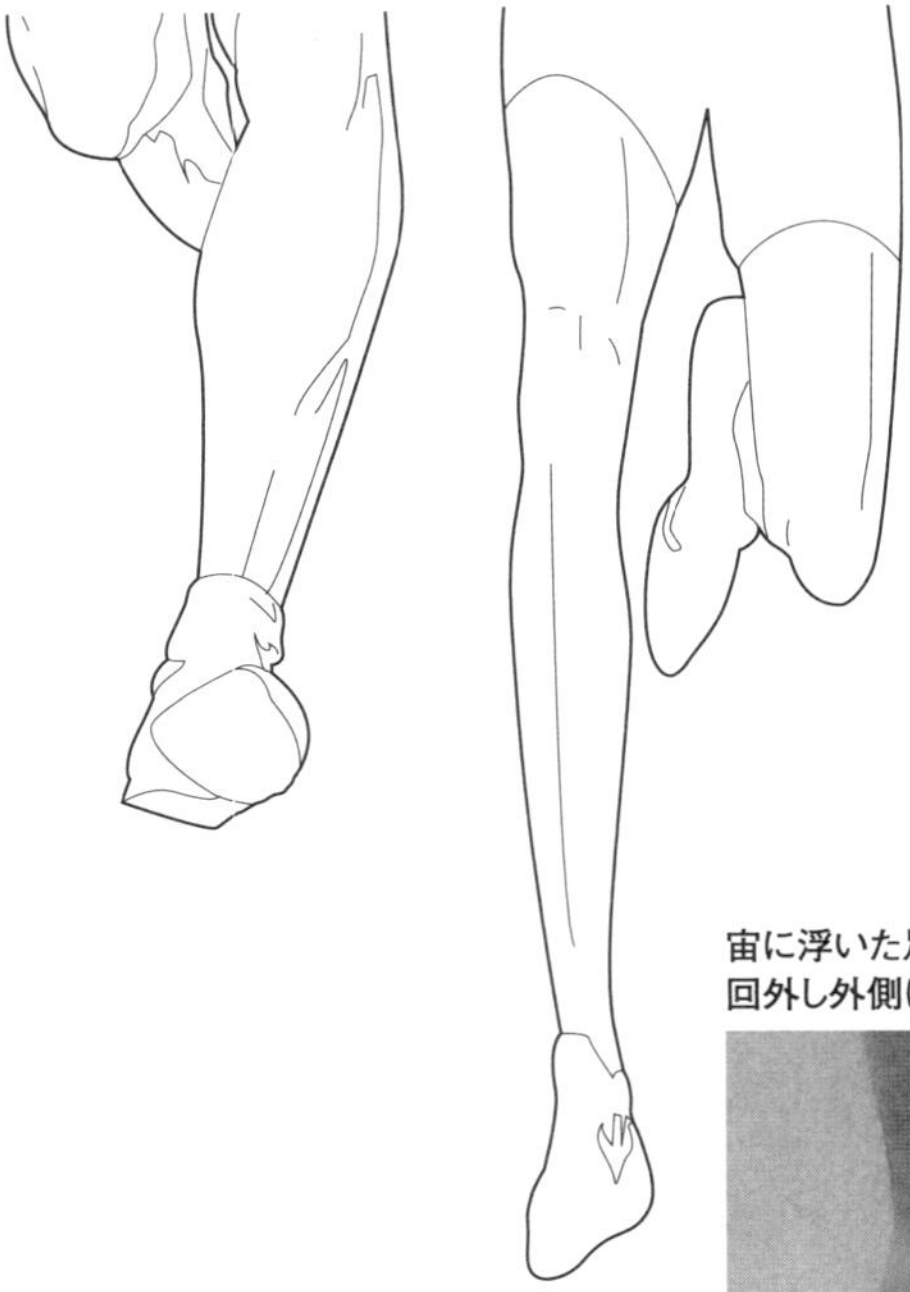

宙に浮いた足は
回外し外側に傾く

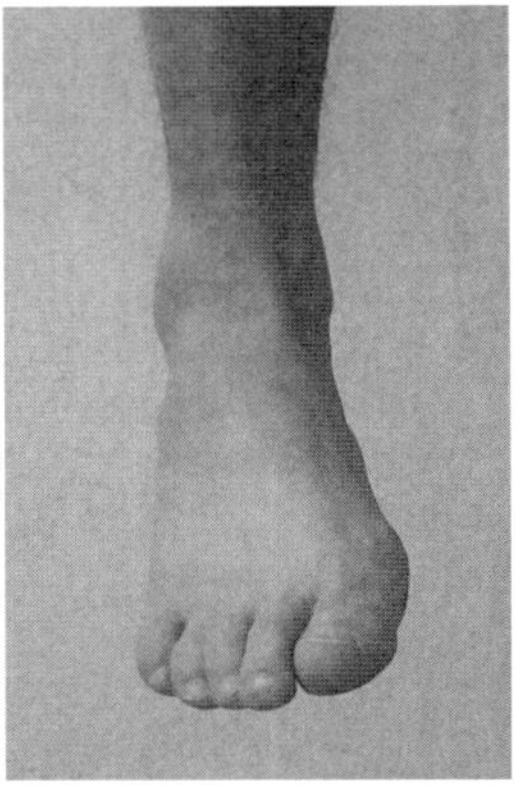

人間の「足」は、下肢の構造や足首の関節軸の角度などの影響から接地直前は足の外側が地面に近くなるように位置する。よって、ナチュラルな接地はヒールストライクやフォアフットに関わらず、外側からの接地になる

も小指球から接地しています。

また、足外側からの接地は足を硬い足にしていく特性があるため、ロッカー機能も働きやすくなります。逆に、拇指球などで内側から接地すると、過剰回内に導かれやすいため、常にリスクの高い接地になってしまいます。これから「3つの接地方法」をさらに解説していきますが、この点も踏まえてイメージしていってください。

では、ミッドフット接地について考察します。**写真1**を見てみましょう。足を3つの組み合わせで分ける場合、足の甲の付け根の関節（横足根関節＝ショパール関節）とリスフラン関節との間を中足部＝ミッドフットといいます。シューズのソール面が地面に触れる箇所がだいたいそのあたり、または、ソール面全体を同時に接地するというニュアンスを「フラット」と表現しているのだと推測します。

しかし、構造的に見て、ミッドフットと呼ばれる中足部を最初に接地して走るというのはまずあり得ないと言っていいでしょう。

次はカカトでの接地について考えてみましょう。まずは、次ページの**イラスト2**で足のフォルムで踵骨（カカトの骨）の大きさがどれくらいを占めているかを確認してみてください。とても大きく、くるぶしの前まで達しています。私がこの章ですでに紹介しているカカトからのナチュラルな接地、つまり足と体の関係が効率よくリンクした時に起こるカカトと地面の接点は、同じく**写真2－1**の丸で囲った部分です。これは歩行時も同じです。一般的なヒールストライクのイメージ（**写真2－2**）とはまったく違うことが分かると思います。また、ミッドフット、フラットの意識で接地するということは、理論上では「カカト接地」ということになります。効率的な走りをするカカト接地を意識して走る人とフラット走法の人は、ほぼ同じ感覚で走っているといっていいでしょう。

カカト接地の利点は、接地するだけで労せずして動力が生まれるということです。つまりロッカー機能が働くということ。そしてその推進エネルギーの源である「床反力」を早くたくさん地面から供給してもらえるのもこの着地ならではです。運動に必要な強い衝撃を地面に加えなければ、それに見合ったエネルギーを得ることができません。カカトは体の中で唯一衝撃を緩衝しながら、その衝撃を殺さずにエネルギーに変える仕組みを持っているのです。

イラスト2

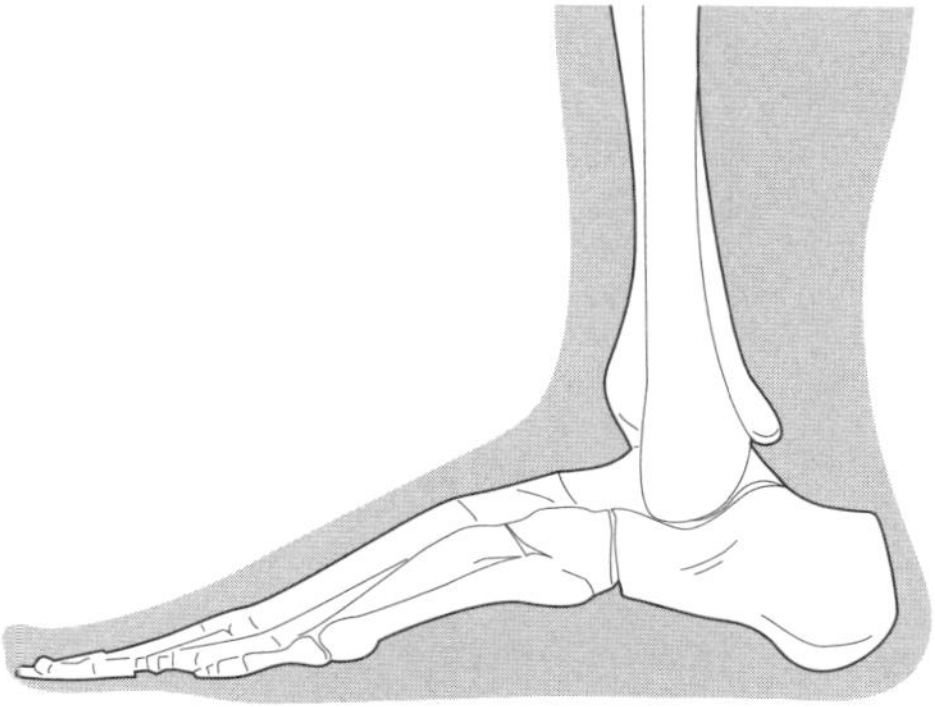

カカトの骨はくるぶしの前あたりまである。カカトでの接地はここで行なわれる。カカトの先端から着地するということは連続する運動の中ではあり得ない

写真2-2

一般的なヒールストライクのイメージ

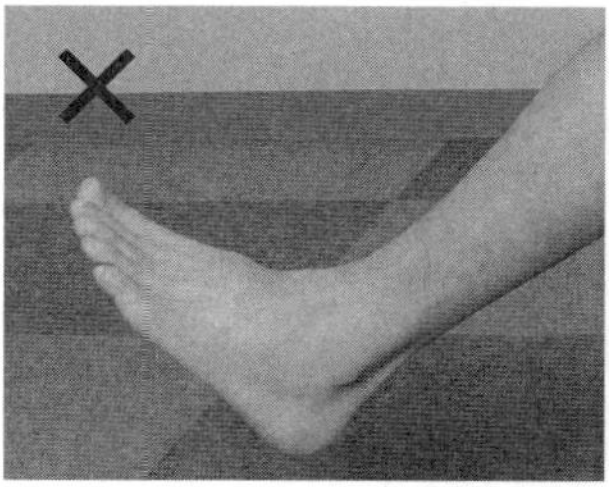

写真2-1は自然にカカトが接地する時の位置。写真2-2のように鋭角的に地面に打ち付けることや垂直に落下することは、ナチュラルな走歩行において絶対にありえない

写真2-1

本来の踵接床

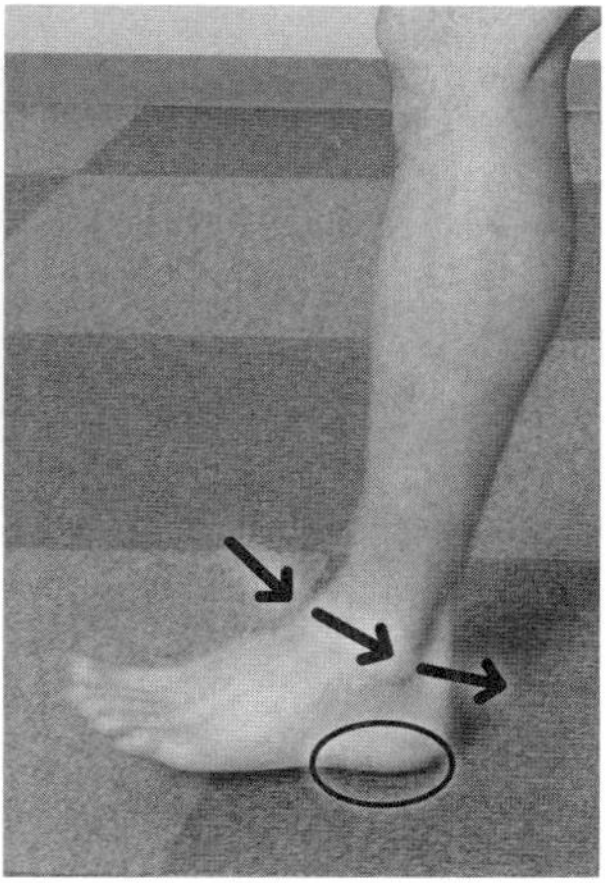

今度はフォアフットの接地を考えてみましょう。足を2分割した考え方でいくと、足の甲の付け根から前、要するに横足根関節（ショパール関節）を境に前の部分が前足部＝フォアフットです（**写真3－1**）。そして、この範囲を使って接地する走りをフォアフットランニングといっていいでしょう。

フォアフットでの接地の利点は、衝撃緩衝能力になります。接地時には五本の中足骨をはじめ、前足部の形状を変えることで衝撃を緩衝します（**写真3－2**）。また、拇指球から小指の付け根、足の外側にかけても天然の衝撃緩衝材、脂肪層があるために高いクッション性能を有していると言っていいでしょう（**写真3－3**）。ただし、カカトに比べてウィークポイントがたくさんあります。まずは、接地面が柔軟で広くなること、そして接地時における床反力の立ちあがりが遅く弱いため、制動要素が強くなってしまうということです。つまり、走り方、走るスピードによってはブレーキをたくさんかけながら並進運動を行なわなければならないということになります。その際に、足底筋膜やアキレス腱などに大きな負担がかかるため、この走法でケガをする人は足裏やふくらはぎあたりを痛めるようなケースが多いように思われます。

写真3-1

足の甲から前がフォアフット

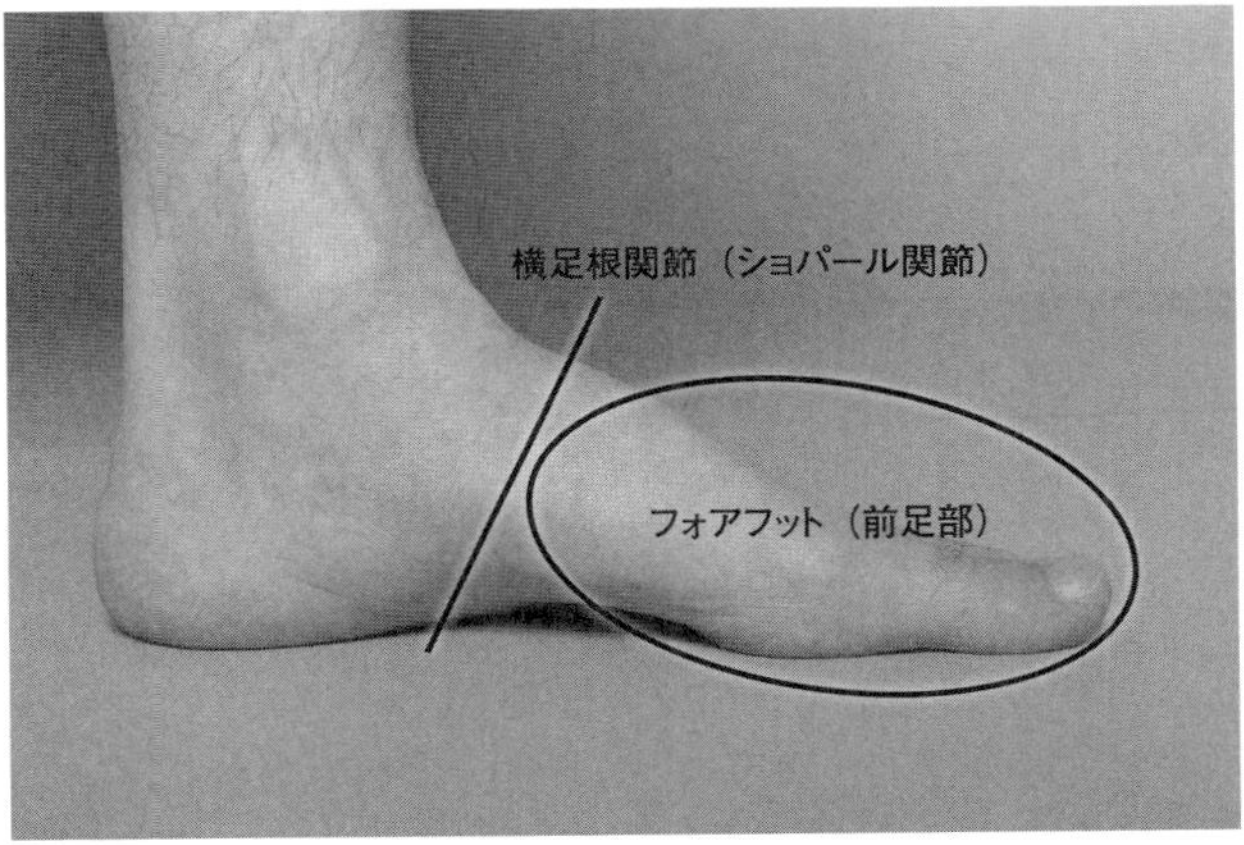

後足部を成すカカトの骨とスネを受けとめる骨（距骨）以外の甲から前にある部分をフォアフットという。

写真3-3

拇指球の脂肪層

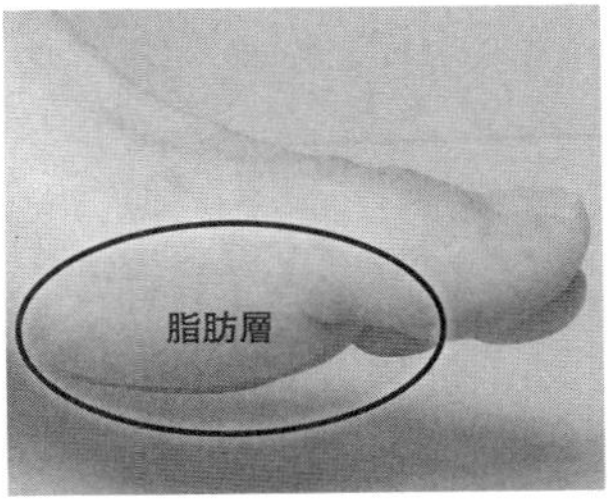

写真3-2

広がりながら衝撃を吸収

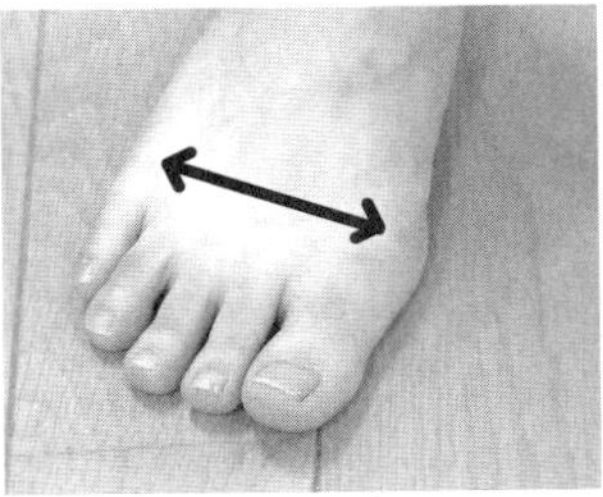

五本の中足骨が柔軟に広がりながら衝撃緩衝。拇指球をはじめとした中足骨頭の列には天然の衝撃吸収材の脂肪層がある

簡単にそれぞれの特色を説明しました。このように書くと接地する瞬間がすべてコマ送りのように感じますが、実際は走るという連続的な運動の中で起こっていることだということを、念頭に置きながら考えていってください。

では「どこで接地して走るべきか？」ということになりますが、「どこで接地するか」ではなく「人間の構造と仕組みが求める」ナチュラルな動作が現れているかどうかが問題なのです。たとえば、ウサイン・ボルトはフォアフットで走ります、あれだけのスピードが出ている中で脚の回転がナチュラルに起これば、自然とカカトは接地しなくなるはずです。逆に軽いジョグくらいなら、歩行からの自然な流れでナチュラルにロッカー機能が働けば、ツマ先で接地することのほうが不自然になります。また、トレイルなどのイレギュラーな路面やシチュエーションでは「足のどこで接地するか」ということより「どう体を使い続けるか」ということの延長線上に「足の動き」があります。世界的な100マイルレース（160キロ）において日本人で初めて優勝した山本健一選手（**写真4**）は、レースの度に足の裏はマメだらけ、筋疲労や古傷のヒザの痛みに悩まされていましたが、優勝したレースに向けていっしょに取り組んだ「転がる足」の感覚で、実に

写真4

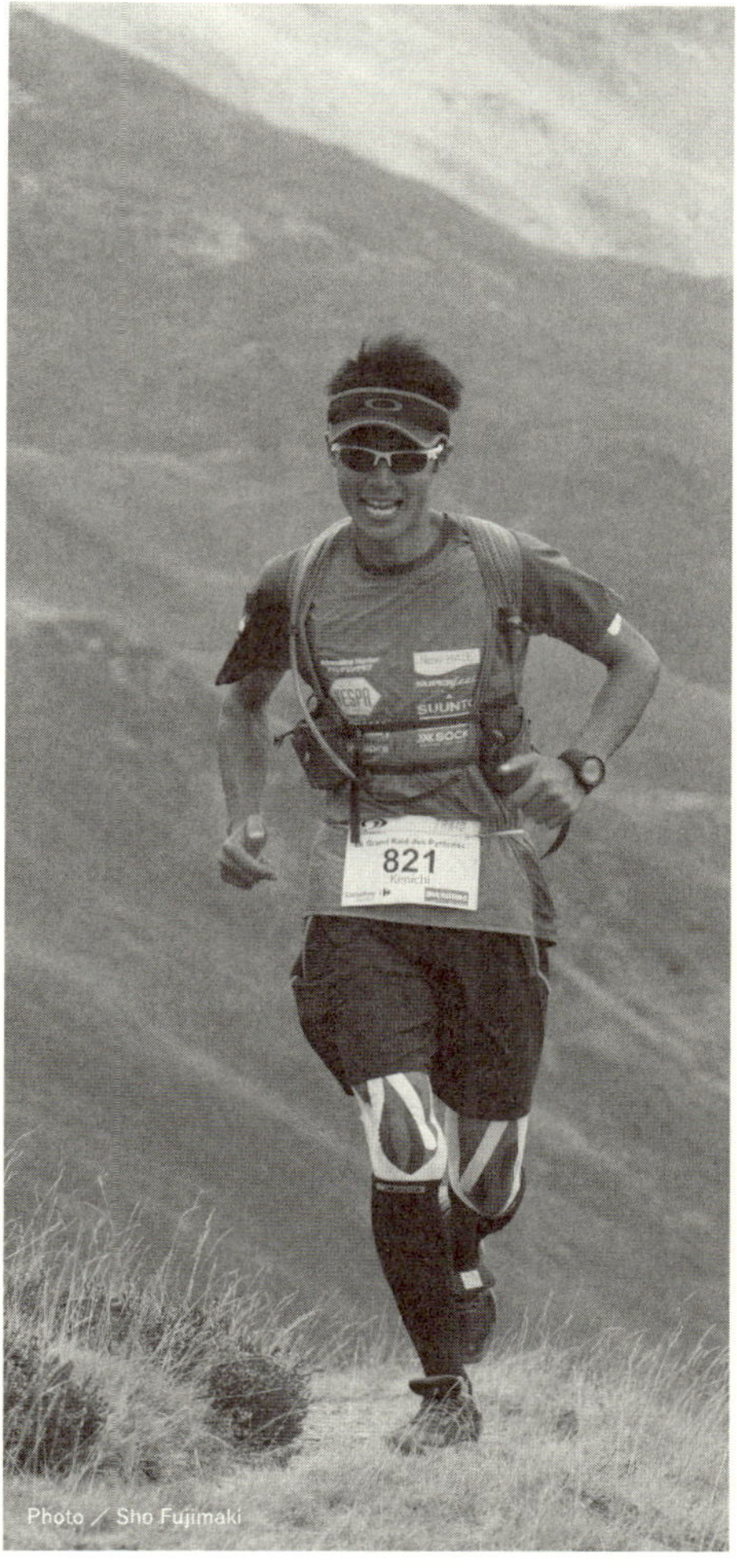

山本健一選手

2012年8月末、フランスとスペイン国境の山岳地帯100マイル（160キロ）を走破する「グランド・レイド・デ・ピレネー」で優勝した山本健一選手。世界的な100マイルレースで日本人初の快挙。「足」本来の仕事をさせる走りを体現した。岩場だらけの難コースだったが走破してもマメひとつできず、筋疲労や古傷のヒザの痛みもほとんどなかった

160キロの岩場だらけの難コースをマメひとつ作らずにゴールしています。彼曰く「ただひたすら足の上を通り過ぎる『転がる足』の上にいる感覚で楽に走り続けることができました」と、レース後の筋疲労や痛みもほとんどなかったとのこと。通常であれば考えられないことですが、ひと月もたたないうちに次のトレイルレースに出場しています。大切なのは「どこで着くか」ではなく「どう動いているか」なのです。足は足だけでは仕事をしません、体あっての足、足あっての体、そして地球あっての人の動きです。

3つの接地方法を紹介しましたが、私が危惧していることがひとつあります。それは市民ランナーの中にはフォアフットでしか走れない人が山ほどいるという現実です。過剰回内のランナーは自然とフォアフットランニングになってしまう場合が多いのです。セミナーなどの会場で、私はいつもめぼしい足の人を見つけては、その場で走ってもらいます。そうすると100％に近い割合でカカトを地面に着けません。あえて、カカト接地を要請すると、おかしな走りになってしまいます。しかも、数歩でフォアフット接地に代わってしまいます。その後、過剰回内を是正するインソールを入れて同じことをしてもらうと、ほとんどの人が自然にカカトから接地します。「接地するだけで前に進む！」というリアクションはけっして大げさな話ではありません。

ではなぜ、このようなことが起こるのでしょう。過剰回内の人は常に足が転がりにくい状況にあります。これは、ブレーキング動作の中で動いている状態です。軸足になった足の上を体幹がスムーズに通り過ぎにくい状態なので、脚の振り出しも小さくなります。つまり、歩幅が狭くなるのです。この場合、カカトで接地するとのけぞるような体勢になってしまうため、ツマ先側で地面をとりに行くような走りになります。これは市民ランナーには非常に多い走り方です。フォアフットランニングを推奨する人たちからすれば似て非なるものかもしれませんが、ツマ先を着くということでくると、フォアフットランナーだらけなのです。高校の部活の指導をすることがあるのですが、子供たちを走らせるとほとんどの生徒が見事にフォアフット接地です。子供たちの状況は本当に深刻です。また、シンスプリントや足底筋膜炎を発症している人の走りも高い確率でフォアフット接地です。過剰回内の代償が起こした動作なのだと考えていますが、そこからさらに悪循環が起こっているということになります。

過剰回内は、カカトまわりの関節が崩れてしまった状態と先に説明しました。他動的

（人の手で動かす）にカカトの関節を動かそうとした時、カカトを持って動かすよりも、ツマ先側を持って左右に動かしたほうがカカトのまわりの関節を容易に動かすことができます。

フォアフット接地の怖さはここにあります。過剰回内の人がフォアフットで接地すると、スパナでネジを緩めるのと同じようなイメージで、カカトまわりの関節を崩してしまいます。カカト接地ではありえない強いトルクで内側に強烈に誘導されるので、足はさらに「過剰な」回内運動を強《し》いられるのです。この時にかかる、足や体への負担は計りしれません。足に問題がある人が「ただツマ先で着くだけの着地」という理解でこの走法をとりいれると、高い確率で足や下腿などに障害が起こるはずです。また、もっとも危機感を持っているのが「人間は走る時に、もともとツマ先で接地するのだ」という言葉だけが独り歩きして学校教育の現場に浸透してしまったら……ということ。これを考えると恐ろしくてなりません。

この危機感こそ、私が、このテーマを取り上げたもっとも大きな理由です。

フォアフットランニングブームはランニングカルチャーを大いに盛り上げてくれてい

ます。大好きなフォアフットランナーもたくさんいますし、彼らの体の使い方は私がここまで説明してきたことをそのまま体現してくれています。

ただし、現代人の足の問題を鑑みると、非常にデリケートな問題もはらんでいるということをご理解いただきたいと思います。とくに、子供たちは守ってあげたい。正しい情報がきちんと伝わっていくことを心から願うばかりです。

違和感を持つ人もいるかもしれませんが、ひとつの考え方として参考にしてみてください。さて、もう少しだけ「足」についての興味深い話を紹介していきたいので、どうぞお付き合いください。

True knowledge about feet

CHAPTER 6

「足」と「体」……おまけの話

「左足と右足の不思議」・「足」とアンチエイジング？

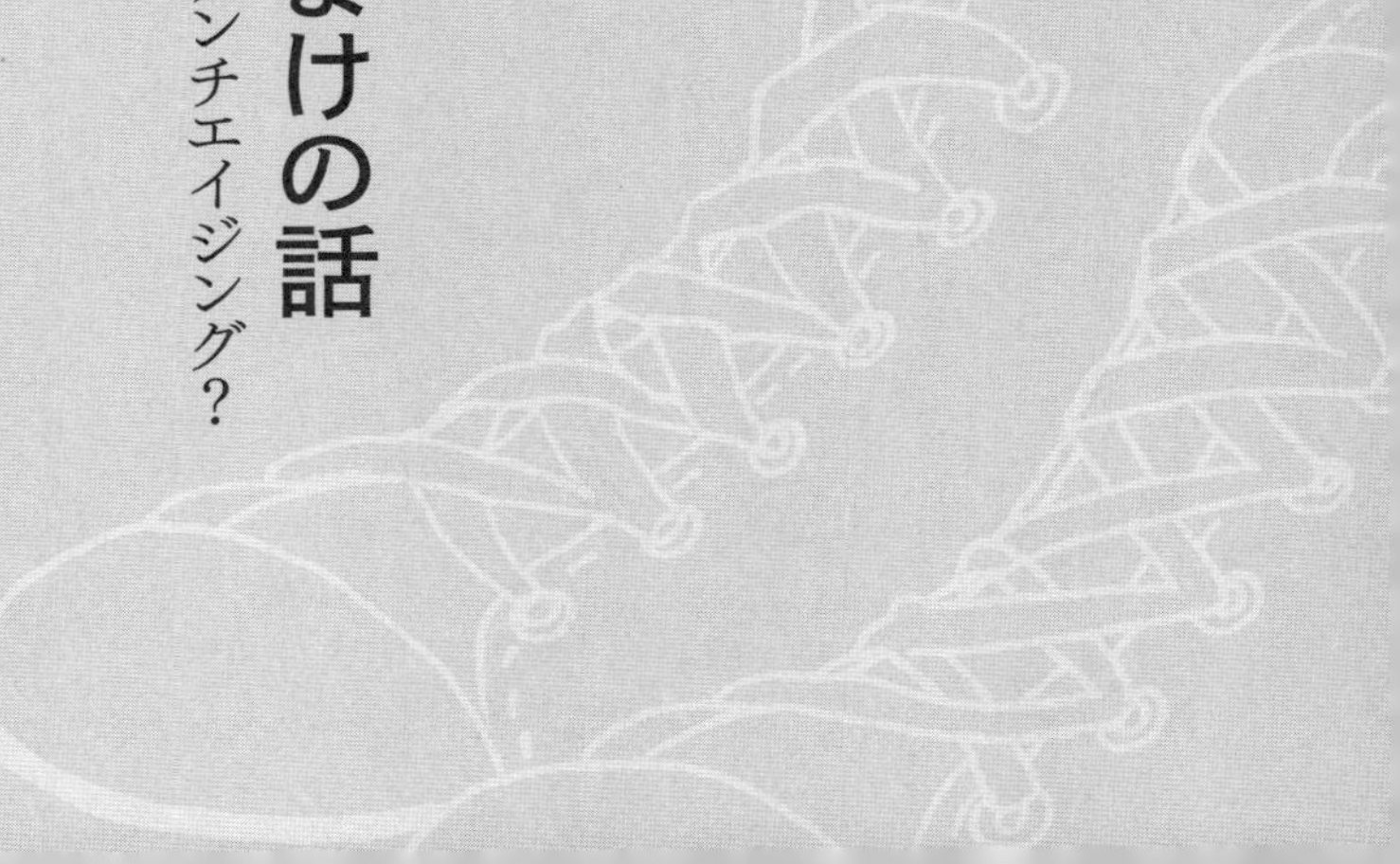

True knowledge about feet

CHAPTER 6

左足と右足の不思議

ここではまず、左足と右足は違うという話をしていきたいと思います。人間の体の中で左右対称な部位はひとつもありません。**写真1－1**を見てください。同一人物の足で、一見同じように見えますが、右足のほうがひしゃげています。そしてスネの湾曲が大きく、左にくらべてヒザがツマ先に対して内側に入っており、ヒザ頭の高さも右のほうがやや低い位置にあります。自分や回りの人を同じように観察してみましょう。すべての人が左右非対称の構造になっていることが確認できるはずです。とくに内臓は非対称です。右にはもっとも重い臓器の肝臓が位置しているため、人間の体は単純に考えると右側が重いはずなのです。また、左右非対称には法則性があるように感じています。たとえば**写真1－2**のように、腰骨のいちばん高いところ（腸骨稜《ちょうこつりょう》）の高さを計ると、右のほうが高い人がたくさんいます。そして、×印は、手で触ってすぐわかる腰骨の出っぱ

写真1-1

立位で左右比較

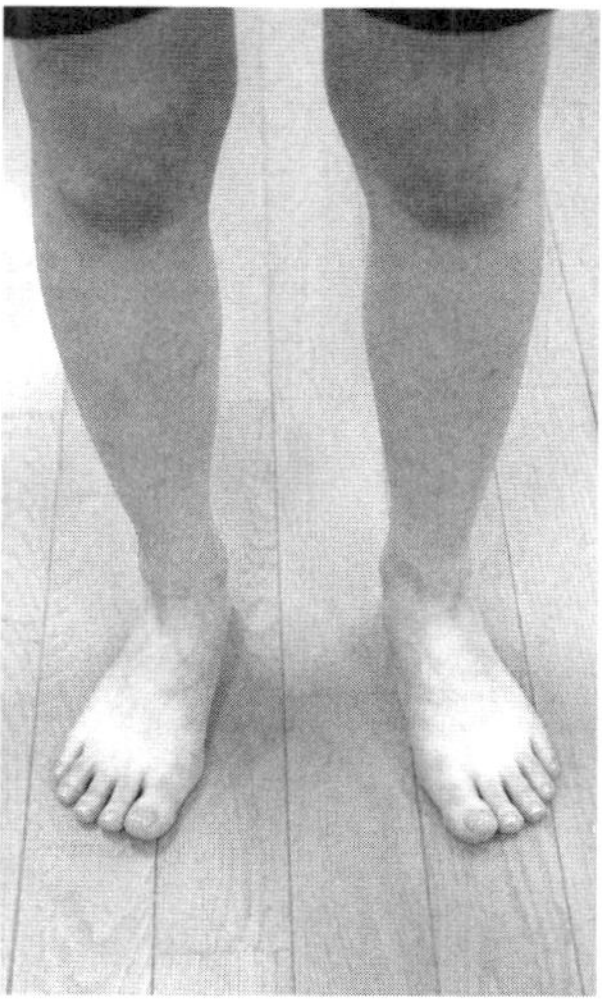

右のほうがアーチが低く、スネの湾曲が大きい。ヒザも内旋し、ヒザ頭は低い

写真1-2

骨盤の左右特異性

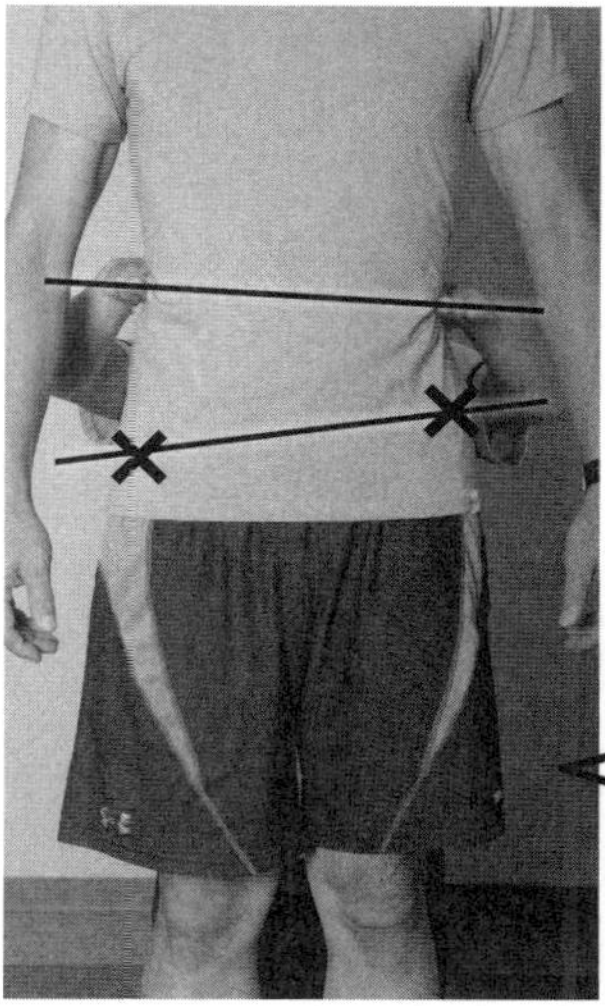

上のラインは腸骨稜の高さ左右差。右のほうが高い。下のラインは上前腸骨棘＝ASISの高さの左右差。右のほうが低い

イラスト1

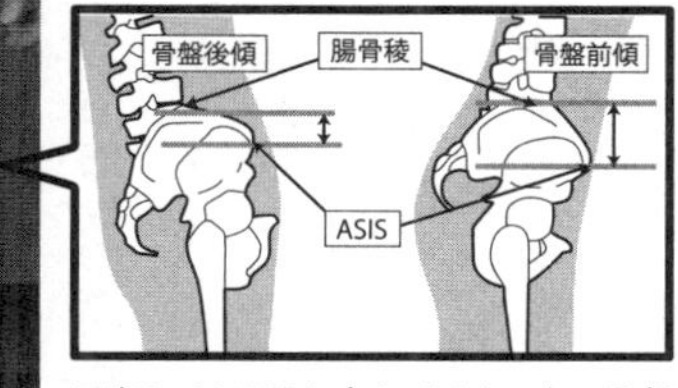

写真1- 2と照らし合わせると、右の骨盤が前傾しているのが分かる

り（上前腸骨棘《じょうぜんちょうこつきょく》＝ＡＳＩＳ）ですが、この位置関係は逆に右が低くなります。**イラスト１**を見てください、横から骨盤を見た図ですが、正面から見た写真と照らし合わせると、右の骨盤が前傾していることが分かると思います。みなさんも、確認してみてください。ほとんどの人がこの様になっているはずです。続いて、動作上で起こる左右の違いを紹介します。楽に立ち、カカトを地面に着けた状態で、骨盤ごと左に回旋してみてください。その後、右に回旋してみましょう。

比べてみると、左のほうが回旋しやすいと感じる人が多いはずです。今度は、骨盤を回さずにウエストから上を回旋してください。どちらかというと右のほうが向きやすいはずです。ほとんどの人にこのような左右それぞれの特異性が現れます。試した結果「よくわからない」と言う人は、何度か紹介している雑巾絞りで足を整えてから行なってみてください。もしくは、ＳＵＰＥＲｆｅｅｔの上に乗って行なってみてもいいでしょう。足のアライメントが整うと、左右の違いがはっきりとわかるはずです。

もっとおもしろいことをしてみましょう。今回は立位の状態から数歩歩いて立ち止まって行なうパワーテストです。１歩目に左足を出す場合と右足から出す場合の２パターンで行なってみてください（**写真2－1～2－4**）。

いかがでしょう？　左足から出した場合は、コアが高まり、良好な結果が出るはずです。しかし、右足の場合は力が入らなくなってしまう人が多いと思います。１６９ページで紹介した重心位置を確認するテストもやってみるといいでしょう。左から歩いた後の場合は後ろで安定、前にスムーズに移行できる立位になります。右からの場合は逆に、前に進みにくいポジションで立つことになります。

では、実際の歩行の中で何が起きているのでしょう。

１歩目を左足にしてしばらく歩いてみてください。そして、あるタイミングで、右足から始まる歩行に変えてみましょう。すると急激にブレーキがかかるような歩行になるのがわかります。これはランニングでも同じです。おそらく中には、左足からだとなかなか１歩目が出せないという人もいるでしょう。

この現象に右利き、左利きは関係ありません。全身のアライメントによほど大きな異常がある人でないかぎり、このような法則性は、ほぼ当てはまるように思います。

左と右にこれだけの違いがある以上、やはりその現実を受け入れ、走歩行はもちろん、

写真2-1

左足から出る

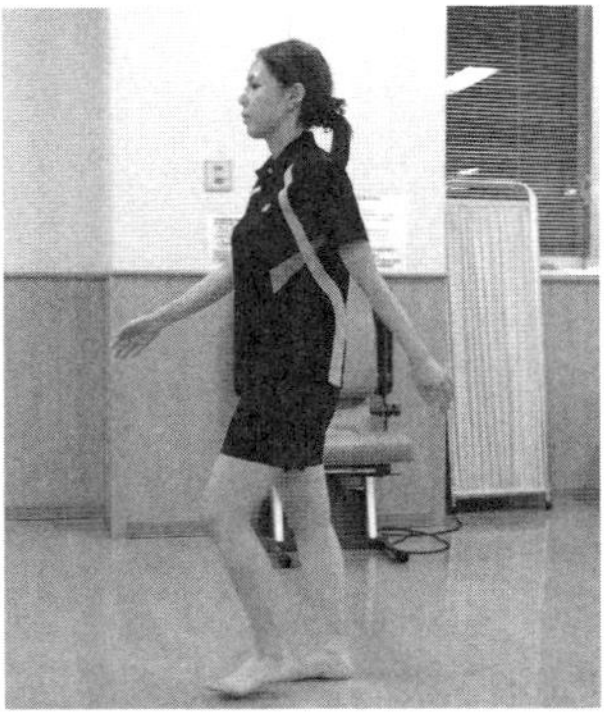

写真2-2

パワーテスト

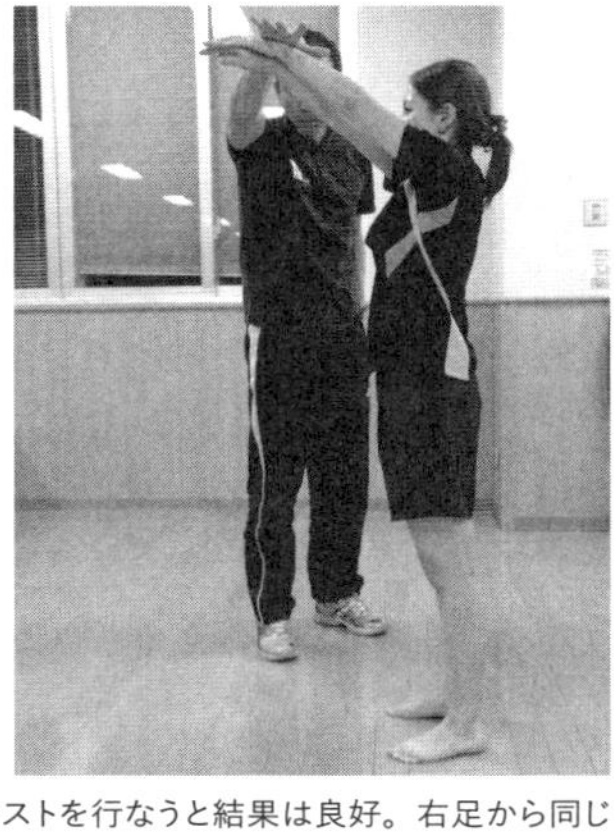

写真2-3

右足から出る

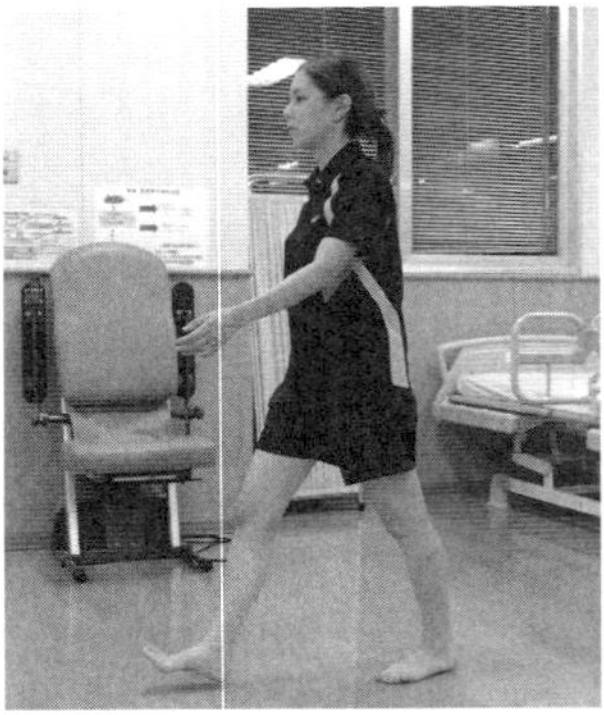

写真2-4

パワーテスト

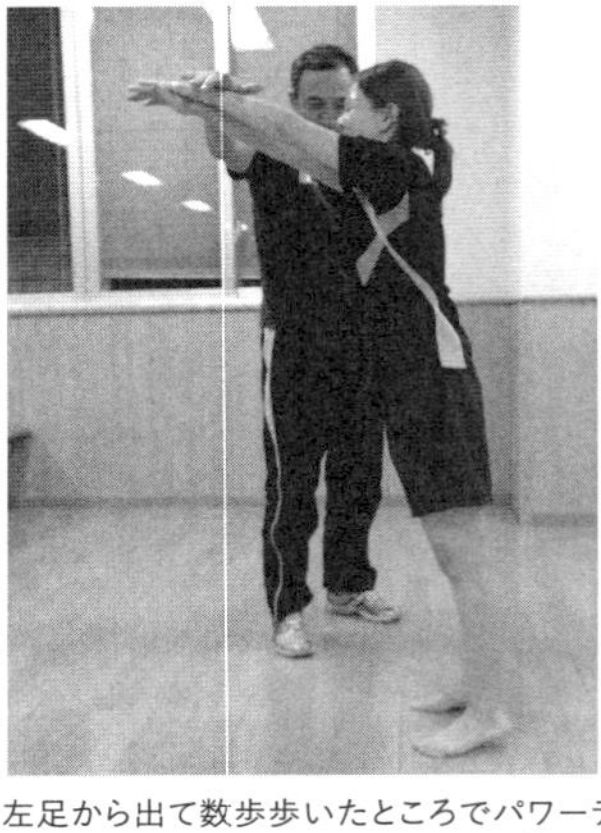

左足から出て数歩歩いたところでパワーテストを行なうと結果は良好。右足から同じ歩数歩いたこところでテストすると「力が入らない」という結果になる

すべての動作の理解につなげていく必要があります。

ここで先ほどの歩行からの変化をいっしょに分解作業してみましょう。以前行なったテストに少しアレンジを加えたものです。モデルの人は片足立ちして両手でカゴを作り、体の前や後で構えます。パートナーはそのカゴにこぶしを入れ、真下に向かって負荷をかけます。左足で立った場合は、後ろ側に安定し、前に動きやすい結果が出たと思います（**写真3－1～3－2**）。そして右はその逆です（**写真3－3～3－4**）。つまり、左足で立っている時はスムーズに前に行こうとするのですが、右足で立っている場合はブレーキング要素をはらんでいることになります。しかし、前に進むのに邪魔になるような足では困ります。もう一度、右足で立った状態で同様のテストを行なってみましょう。今回、モデルの人は負荷をかけられながら体を少しだけ左に回旋させてみてください。

そうすると簡単に左前に動いたと思います。これは「右足接地時に進む方向は、進行方向に対してまっすぐではない」ということを表しています。そう考えると、走歩行で右足けりだし時に左に上体を開く動きを見せるトップアスリートも多数いるように思います。私の大好きなランナーで、北京男子マラソン金メダリストのサミュエル・ワンジ

写真3-3

右足片足重心テスト前

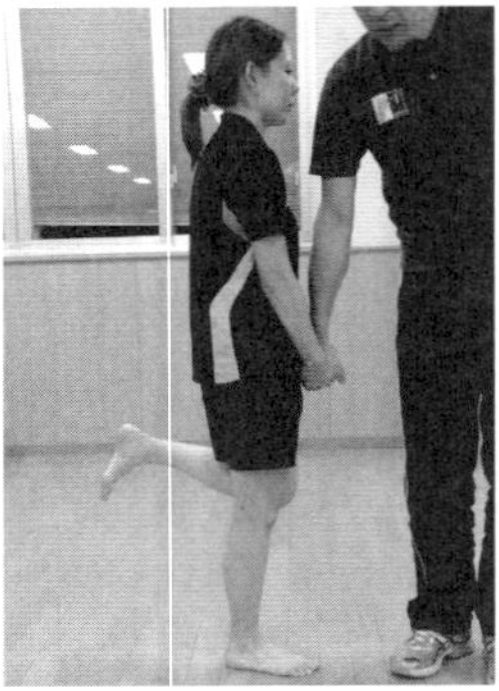

写真3-1

左足片足重心テスト前

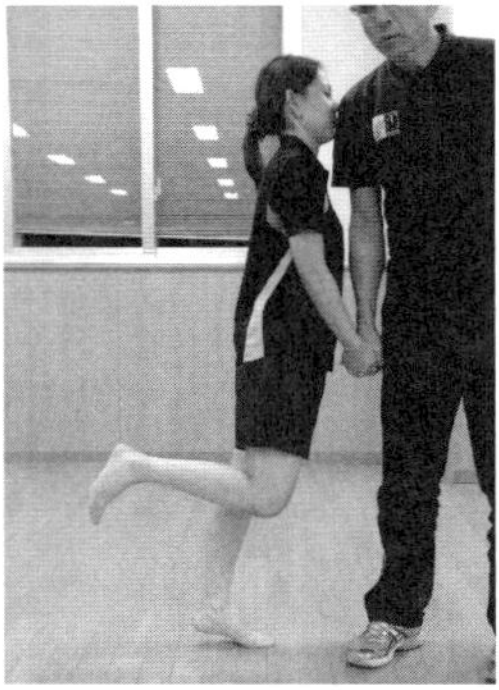

左片足立ちは、前で負荷をかけるとスムーズに前に動く。右片足立ちは微動だにしない。しかし、左に回旋すると左前に移動する

写真3-4

右足片足重心テスト前

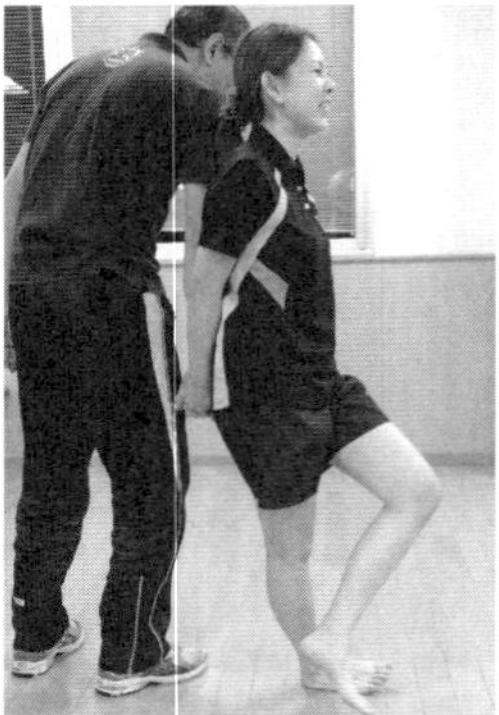

写真3-2

左足片足重心テスト前

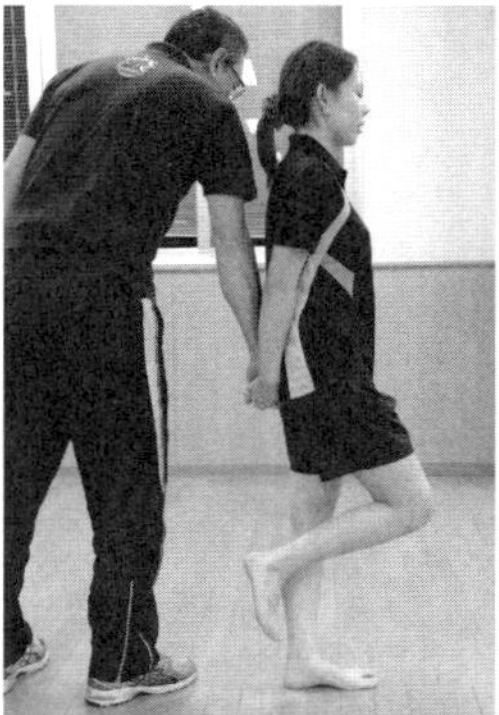

左片足立ちは、後ろで負荷をかけるとスムーズに前に動く。右片足立ちは、後ろにひっくり返る

ル選手（故人）も、左に開くフォームだったのを思い出します。まだまだ、私自身も十分に整理できていないのですが、左と右それぞれの特異性は私たちが考えているよりもはっきりとしています。左と右はまったく別物と考えたほうがいいでしょう。むしろ、左右対称という概念そのものから、私たちの発想自体を解放しなければならないと強く感じています。内臓の話もしましたが、体に対称な部位は何ひとつないにもかかわらず、トレーニングの現場では左と右の動きを同じにしようとする価値観があります。また治療においても、体のゆがみを整えるという施術は左右を対称にするという価値観の中で行なわれているものも少なくありません。

「足」の現場では、よくフットスキャナーの上に立って、足圧の分布の評価をするのですが、左右が非対称であることを「ほれみたことか！」と鬼の首をとったように指摘する風潮があります。左右対称である必要性がはたしてあるのでしょうか、むしろ私は左右を対称にすることが、体のアライメントをゆがめてしまったり、そのような体の使い方が障害やパフォーマンスの低下につながっているのかもしれないという可能性を、勇気を持って検証していくべきだと考えています。

True knowledge about feet
CHAPTER 6

「足」にまつわる神話？ 迷信？

今でも説得力を持って日常的に語られている「足」にまつわる神話めいた話がたくさんあります。数十年前まで「運動時に水を飲むな！」と言われていたようなことですが、このことからも「足」はいまだにグレーゾーンにあることが分かります。

ここでは数々の神話めいた話の中から3つをチョイスして、見解を述べていきたいと思います。例によって、腑に落ちるかどうかという尺度で読み進んでください。

『拇指球神話 ～拇指球に乗る、力を込めることがいい動きを作れる？～』

スポーツや武道など、足が語られる時の花形が「拇指球」です。たとえば「拇指球でしっかりと蹴り出せ」「拇指球に乗って構えろ」というように、力を込めたり、蹴り出したりと、「拇指球」は、努力感をもって現される動きなどに頻繁に使用されているような気がします。この本の中でも「拇指球に乗ると実は……」というような話題がいくつかあったので、拇指球神話の危うさを感じとっている人もいるかもしれません。ただ、拇指球がいけないわけではなくて、拇指球に最初に負荷をかける、つまり「拇指球からの接地」のような使い方をすることに問題があります。

ここでも、これまで行なってきたテストを活用します。まずは雑巾絞りで足を整えてから、腕を上げるパワーテストを行なってみましょう。パートナーに負荷をかけてもらって良好なことを確認したら、続いて、拇指球から接地するように足踏みをしたあとにテストを行ないます（**写真1**）。すると、とても残念な結果になったと思います。

このままでは拇指球がかわいそうなので汚名を晴らすべく、順番を変えてみましょう。その残念な状態から、今度は小指球（小指の付け根）に乗り込み、拇指球を踏んでください。その方法で足踏みをしてテストです（**写真2**）。変化があったのが分かりますか？ほとんどの人が「力が入るようになった」と感じたはずです。

足裏のCOPの軌跡を思い出してください。カカト外側から、小指球側をとおって最後に拇指球をとおります。拇指球が活きてくるのは、足の外側を使ったあとです。拇指球が大切なのは嘘ではありません。しかし、拇指球だけが独り歩きしてしまったばかり

写真1

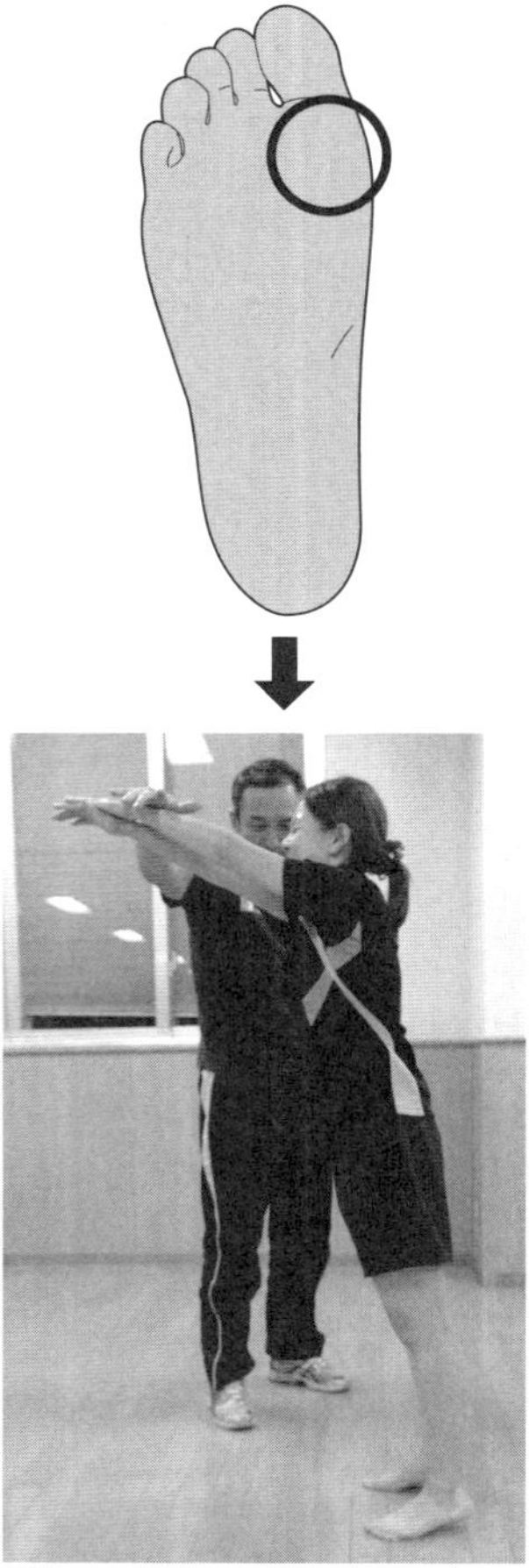

拇指球から接地する足踏みをすると、力が入らなくなる

写真2

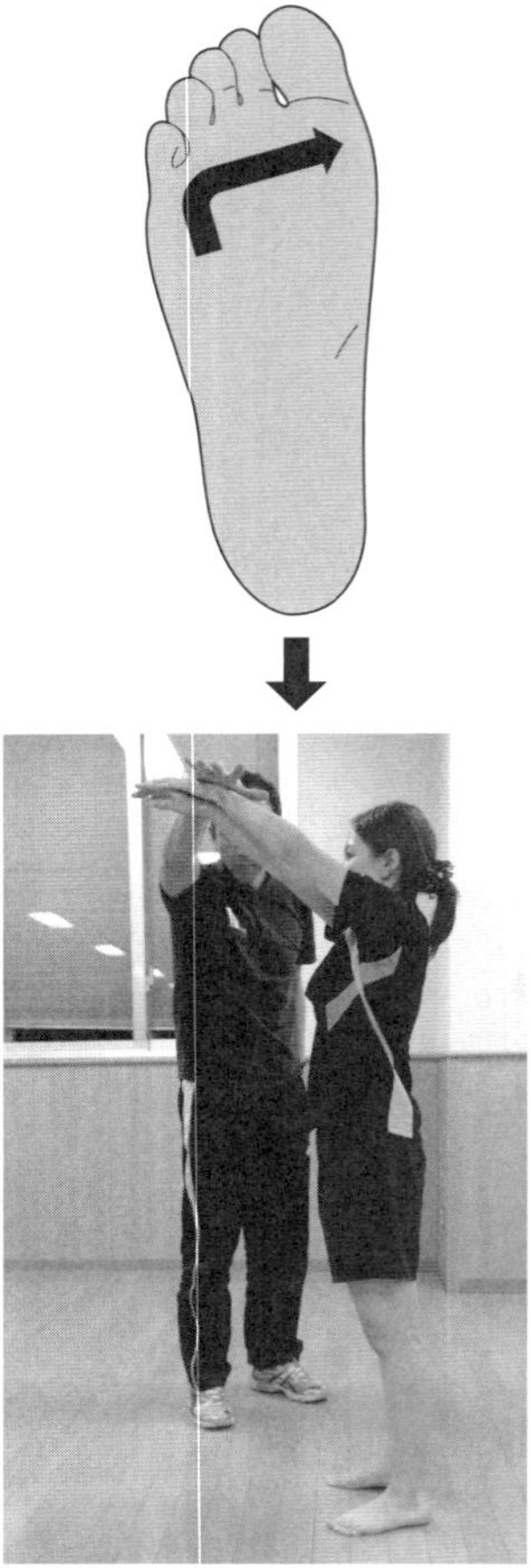

小指球から拇指球に乗る意識で足踏みをすると、コアが活発化し、良好な結果が得られる

に、このような指導が学校教育の現場にまで浸透しています。何とか、足の本当の知識を伝えていきたいと切に思っています。

『足指神話　～足指で地面をつかんで歩く、走ることが良い動きをつくる？～』

足指はどう考えても体の中でもっとも受動的な部位だと思うのですが、この小さくか弱い部位に大きな仕事をさせたがる風潮があります。ここまでの情報を整理して、この神話も検証していきましょう。ロッカー機能を思い出してください。

うまくロッカー機能が働けば、親指は拇指球のある関節からスムーズに曲がってくれました。

この時の足指の仕事は、言うなれば拇指全体が4つ目のロッカーとして機能したもので、つかむ、握るという性質のものではありません。なぜなら、接地した時に「つかむ、握る」を行なえばたちまちブレーキがかかるからです。また、立位や歩行で指の使用感が強い人は過剰回内の人が多いです。「硬い足になれないと親指が曲がりにくいからツイストする」ということを先に解説しました。この状態ではダイレクトに足指に負荷がかかってしまいます。

この時に、反射的に床を抑えるような感覚を覚えるのではないかと推測するわけです。足の適正な動きを導く機能を持つ足底板や、同じコンセプトのSUPERfeetを使用し始めた人から、「指を使わなくなったような気がする」という感想を聞くことがあります。これはまさに、足指が余計な仕事から解放された瞬間だと考えています。人間の足指がなぜこんなに短く、か弱くなったのかを考えてみるといいのかもしれません。遺伝子の98%が同じだという類人猿たちの足は、掌のようにつかめる構造です。しかし、人間はまったく違います。人間の足がつかんだり握ったりするためのものではないと思えてなりません。ちなみに、足指でビー玉を摑んでカゴに入れるという行為をしたあとに、腹圧テストを行ってみると残念な結果が出ます（**写真3**）。積極的に足指を使っていくことはやり方によっては、全身運動自体にも不安要素を作り出す可能性があるようです。

『土踏まず神話　～土踏ずの刺激は体にいいから、動作も良くなる？～』

土踏まず構造を持っているのは人間だけです。そのため、この構造にも脚色した役回りをつけたがる風潮があるようです。青竹踏みや足ツボマッサージでこの部分を刺激す

写真3

ビー玉をつまんでカゴの中に入れる

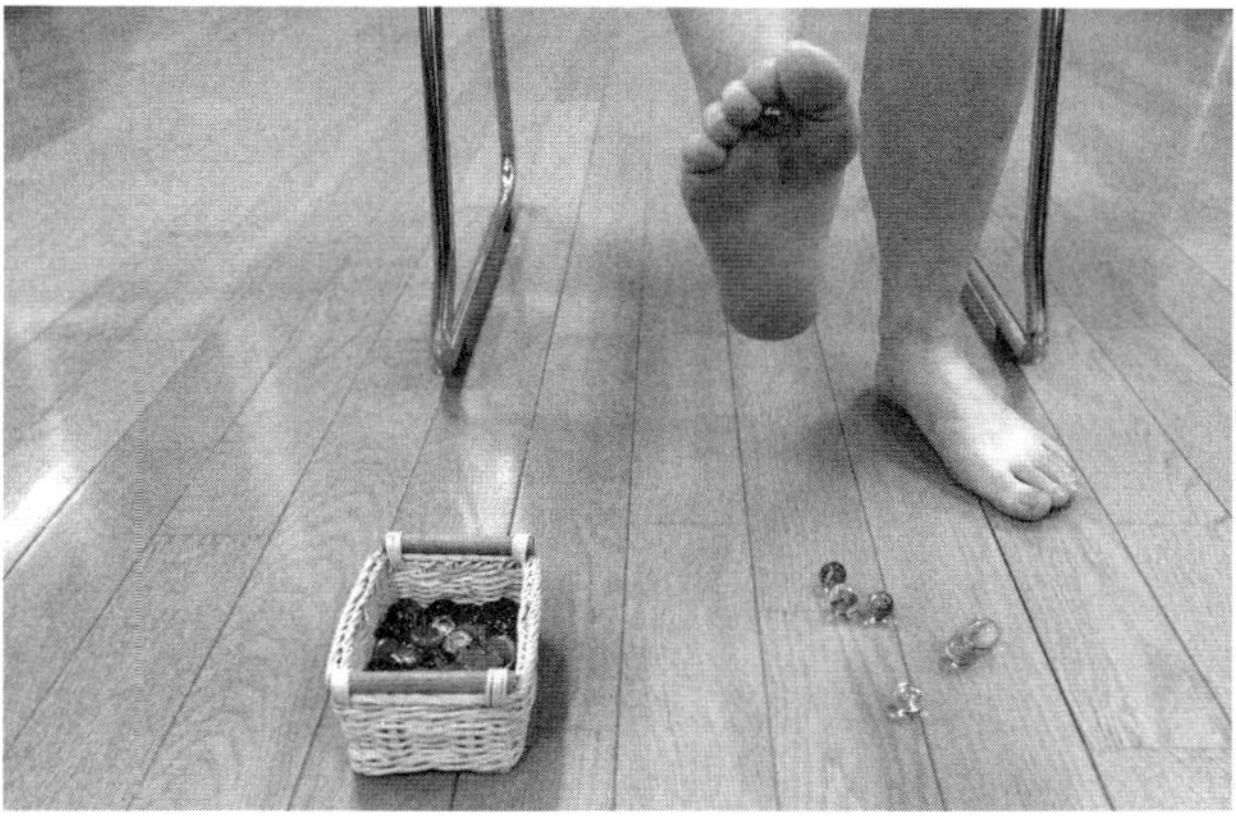

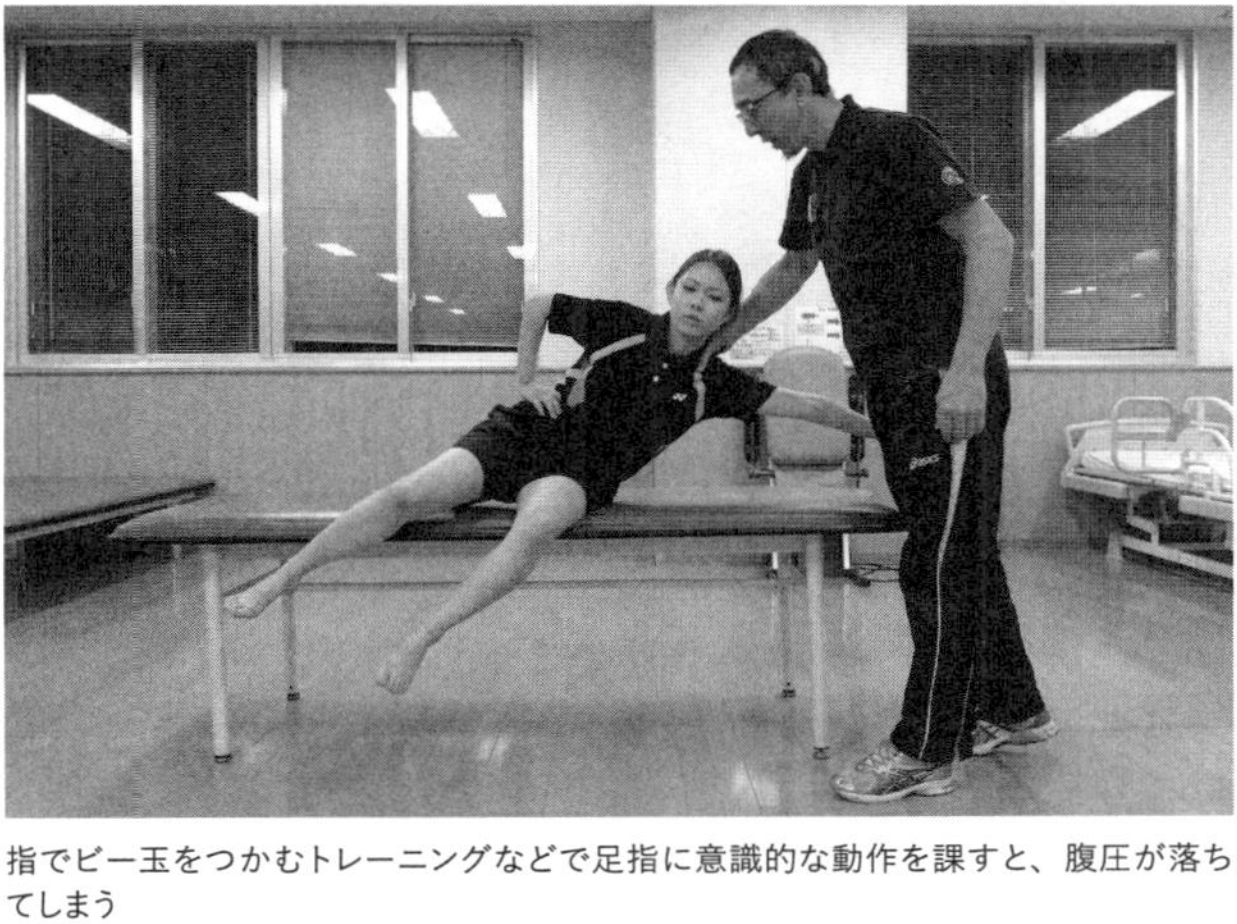

指でビー玉をつかむトレーニングなどで足指に意識的な動作を課すと、腹圧が落ちてしまう

るのは気持ちいいし、体にもいいということが「歩いている時にマッサージできたほうがいい」という発想につながり、アーチサポートを履いている人も時々います。もちろん、足つぼの効用は実際にあると思いますが、それとこれとは別だと思います。アーチサポートのアプローチについてのリスクはすでに解説していますが、構造的な問題だけではかたずけられないことがどんどん出てくるのです。たとえば、体感テストでハンカチを丸めたものを足の裏にはさむ方法を紹介しましたが、もっと薄いものを使用しても同様の結果が出るのです。たとえばティッシュ1枚でも残念な結果になります。

では、ここでも腹圧テストをしてみましょう。まずは、雑巾絞りで足を整えてテストです。この場合はしっかりと支えられるはずです。さて今度は、土踏まずにそっと触れてテストしてみましょう。結果は、腹圧が落ちて支えられなくなるはずです（**写真4**）。

こうなると「骨」ではなく「感覚」「神経」の話になります。私たちの体は「感じる」ことですべての運動をつくりだしています。「感覚」にまつわる話はこのあと紹介しますが、どちらにせよ「土踏まず」にいろいろ踏ませてはいけないようです。

写真4-1

土踏まずタッチ

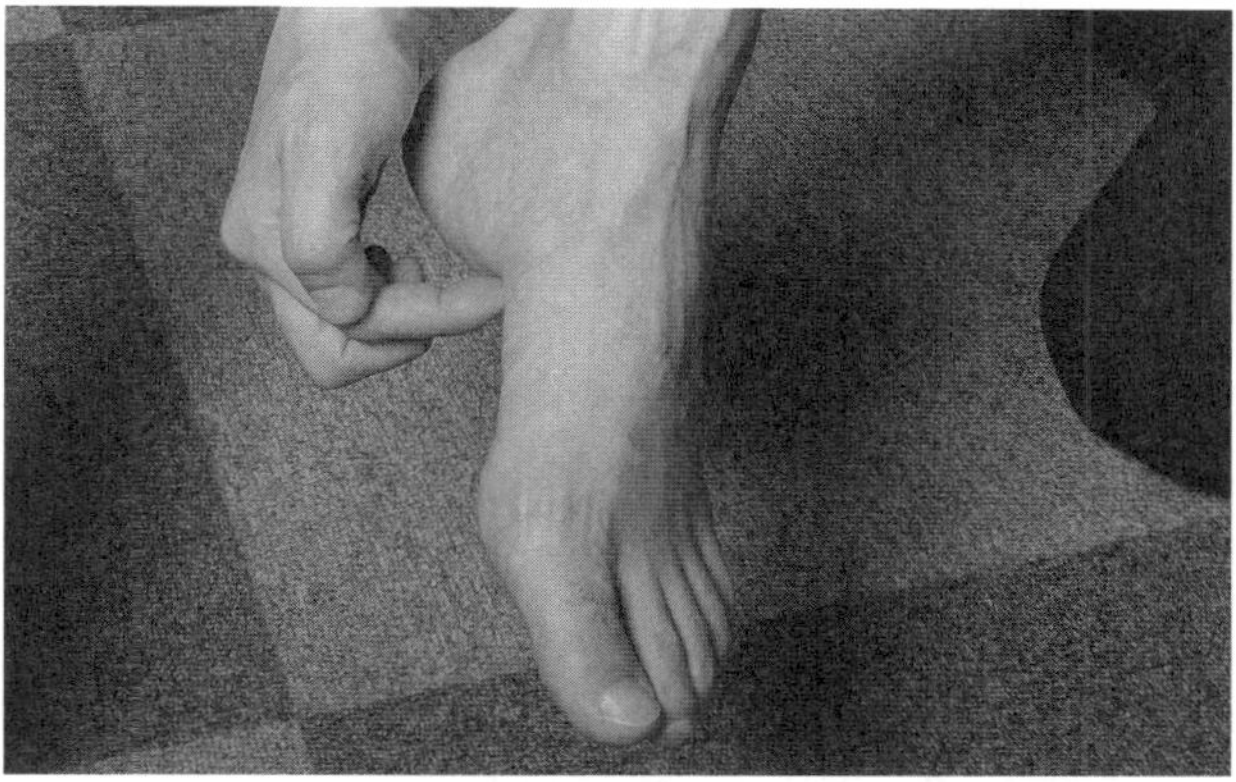

写真4-2

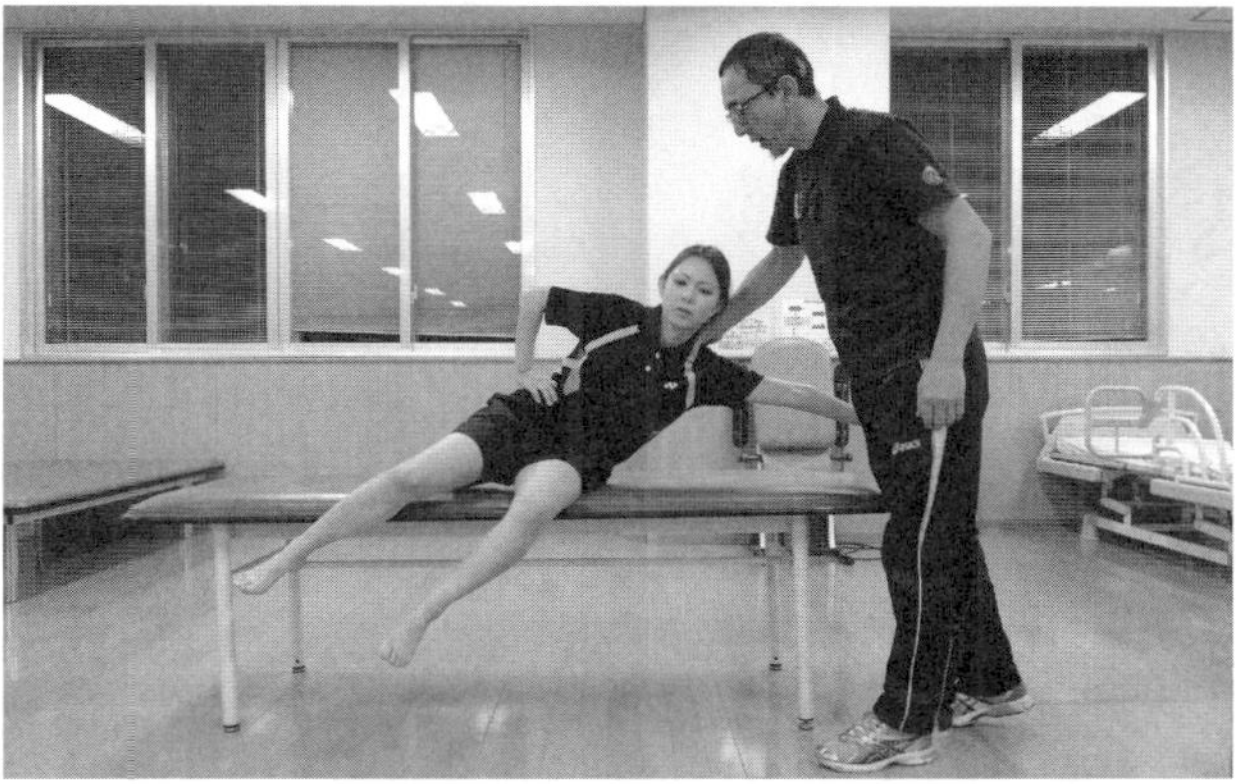

土踏まずに触るだけで腹圧が落ちる。構造的な問題だけでなく、神経系のリスクも想定できるのでは？

True knowledge about feet

CHAPTER 6

足とアンチエイジング

～「感じる力」が老化を防ぐ？～

ここでは「感じる力」について、たいへん興味深い話を紹介しましょう。

人間はただ立っているだけでも動き続けているということをすでに解説しましたが、立っている時に起こる重心の動きを観察することでおもしろいことが分かります。まずはテストをしてみましょう。

モデルの人は、足と足の間を1センチくらいあけて、リラックスした状態で立ってみましょう。パートナーはその時の体の揺れをしっかり観察してください。どんなに静止しようとしても必ず揺れているので、見逃さないようにしてください。続いて、今度はモデルの人に目をつぶってもらい、その状態を見てみましょう。いかがでしょうか？目をつぶった直後に揺れが大きくなる、さらにはその揺れが持続してしまったという人が多いと思います。ここでは、立つという運動を大まかに3つの感覚で行なっていると思ってください。ひとつは「見て感じる力（視覚）」「平衡を保とうとする力（平衡感覚）」そして「体が皮膚や筋肉などから取り込む感覚（体性感覚）」です。このテストを行なった場合、目を閉じたことでこのうちの視覚情報が遮られているため、体性感覚と平衡感覚だけで立たなければならなくなります。日ごろから視覚を優位に使っている人は大きくバランスを崩してしまったのではないでしょうか。

さて今度は、同じ実験を座布団など、柔らかいものの上でテストしてみましょう。ほとんどの場合、座布団の上で行なったほうが目をつぶった時の揺れが大きくなっていると思います。中には、乗ったとたんに揺れが大きくなる人もいます。

つまり、足裏からの感覚の取り込み方次第で動作環境が変化するわけです。たとえば、長時間正座をし、いざ立ち上がろうとした時に足がしびれて立てないということがあります。これは体にとって、とても立っていられない状況に陥らざるを得ない感覚入力だということになります。

このように足裏からの感覚の取り込みが動作環境を変化させるということを考えると、スポーツ選手が競技用のシューズやスパイクから取り込む感覚情報はとても大事だということになります。ただ厄介なのが、「フィット感があって非常に使いやすい！」と本人が思っていても、体にはあまりよくない感覚が取り込まれていることが多々あるということです。たとえば、柔らかい物の上に乗った時にいやな感じを受ける人は少ないと思います。どちらかと言うと「柔らかくて気持ちがいい」と感じる人のほうが圧倒的に多いはずです。しかし、柔らかい物の上に乗ると、先程の座布団の実験からもわかるように体性感覚が遮られ、ほしいタイミングで床反力情報が上がってこないということになります。

逆に、硬い床は強く打ちつければ痛いかもしれないですが、常にはっきりとした感覚情報が取り込まれるため、その路面に対して反射的に対処できるようになっているのです。このように、自分が感じていることがいいことばかりではないということ、そして主観と言うのは時にはあてにならないものだということも念頭に置いておきましょう。自分は大丈夫だと思っていても、運動会で大ケガをするお父さんやなんでもないところで転んでしまうことが多くなったというおばあちゃん……どちらも、自分の運動のイメージと現実とのギャップが起した現象です。年をとると、このギャップが問題になってきます。実は加齢に伴い、知らず知らずのうちに体にはある変化が起こっているのです。

たいへん興味深い資料があります。**図1**をご覧ください。神経系の専門書（タッチ：岩村吉晃／医学書院／2001）からの抜粋です。このグラフは針のようなものを2本使って行なったテスト結果をまとめた「二点識別覚」のデータですが、人間のどの部位の感覚が鋭敏であるかがわかります。一般的な方法としては、目をつぶった被験者の皮膚に針で触れ、1本で触れたと感じた場合は「1」、2本だと感じた場合には「2」と意志表示をしてもらいます。そして、2本で触れる時の針と針の間隔をどんどん狭め、どの幅まで識別できるかというテストです。

感覚が優れている順番でいうと、指先や唇など、なるほどと思える部位が1、2番を占めていますが、なんと、3番は「足」なのです。

あの分厚い皮と脂肪層に包まれて、いかにも鈍感な雰囲気を醸し出していますが、感覚を取り入れる能力はとても優れているということになります。よく考えれば、足は感覚が鋭くあってほしい部位でもあります。「立っている」という体性感覚を一手に担っているわけですから。

図1

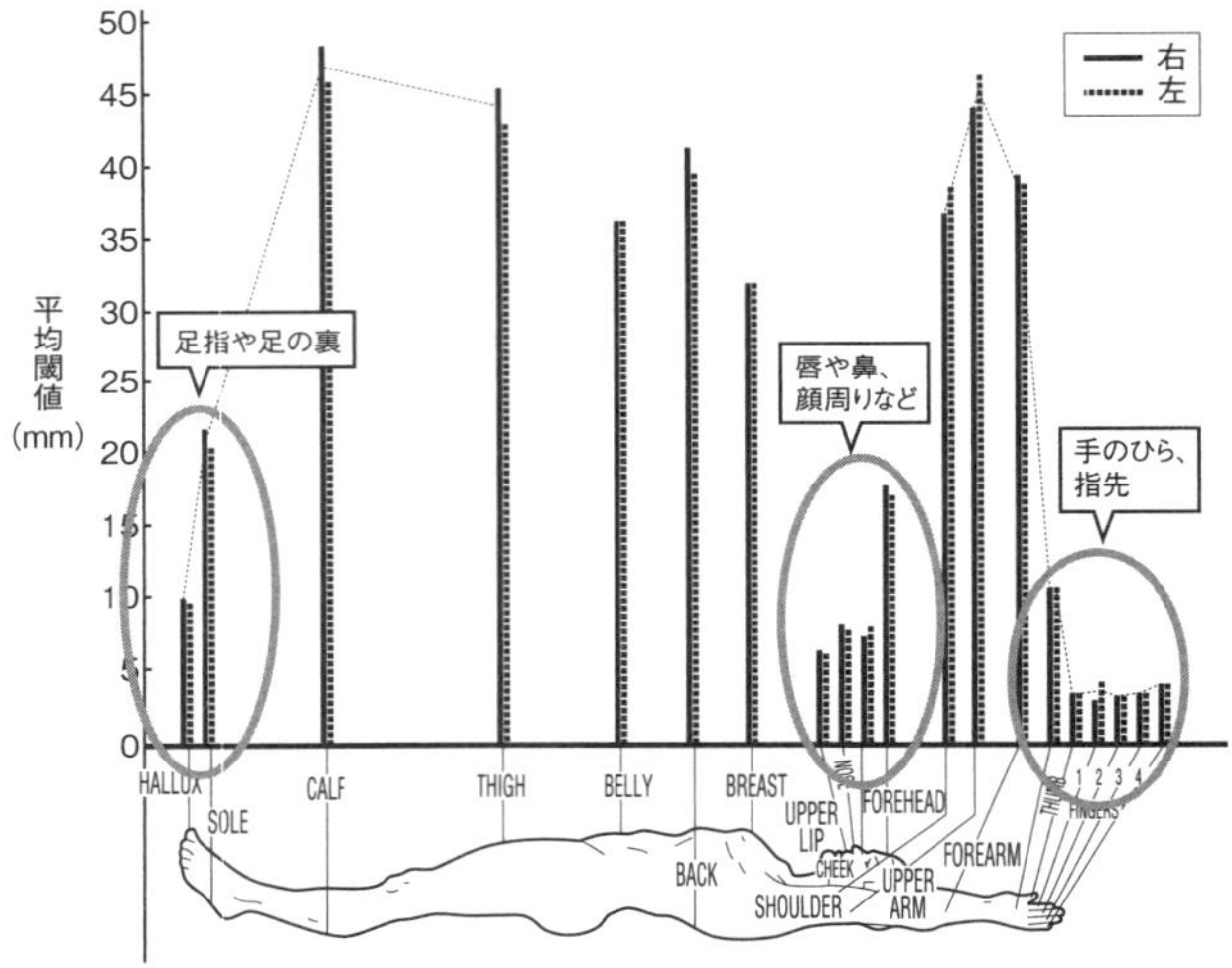

二点識別覚のデータにおいて、足は指先や手、唇などについで、3番目に感覚が鋭敏
タッチ：岩村吉晃（著）.医学書院.2001

このデータを見た時、足に関わるものとして何とも心強く、感動すら覚えました。しかし、その浮かれた気分は、すぐに危機感に代わりました。**図2**を見てください。仰向けに寝ている人の上にあるグラフは、若い人と年配の人の感覚の差を比較したものです。黒い棒が18歳〜20歳までの人、白い棒が65歳以上の人のデータで、棒が長ければ長いほど、感覚が鈍くなっているということです。年をとればそれ相応に鈍るということは分かっているつもりですが、驚いたのは下のグラフです。これは、若い時と年をとってからの差です。先ほどは「足は3番目に感覚が優れている」ということで浮かれていたのですが、年をとってからの鈍り方の度合いはだんとつで1番なのです。つまり「感じる力」は足から衰えていくという実に衝撃的な事実がこのデータに反映されているということになります。

リハビリの現場などで行なわれる年配者対象の「転倒予防教室」では、筋トレを行なっているそうです。治療においても歩行改善を目的に、歩行に大きく関わると言われている筋腱の活動を重視したメニューを組む場合も少なくないとのこと。

「先回りシステム」の時に登場していただいた舟波先生曰く、MMT（徒手筋力検査）

図2

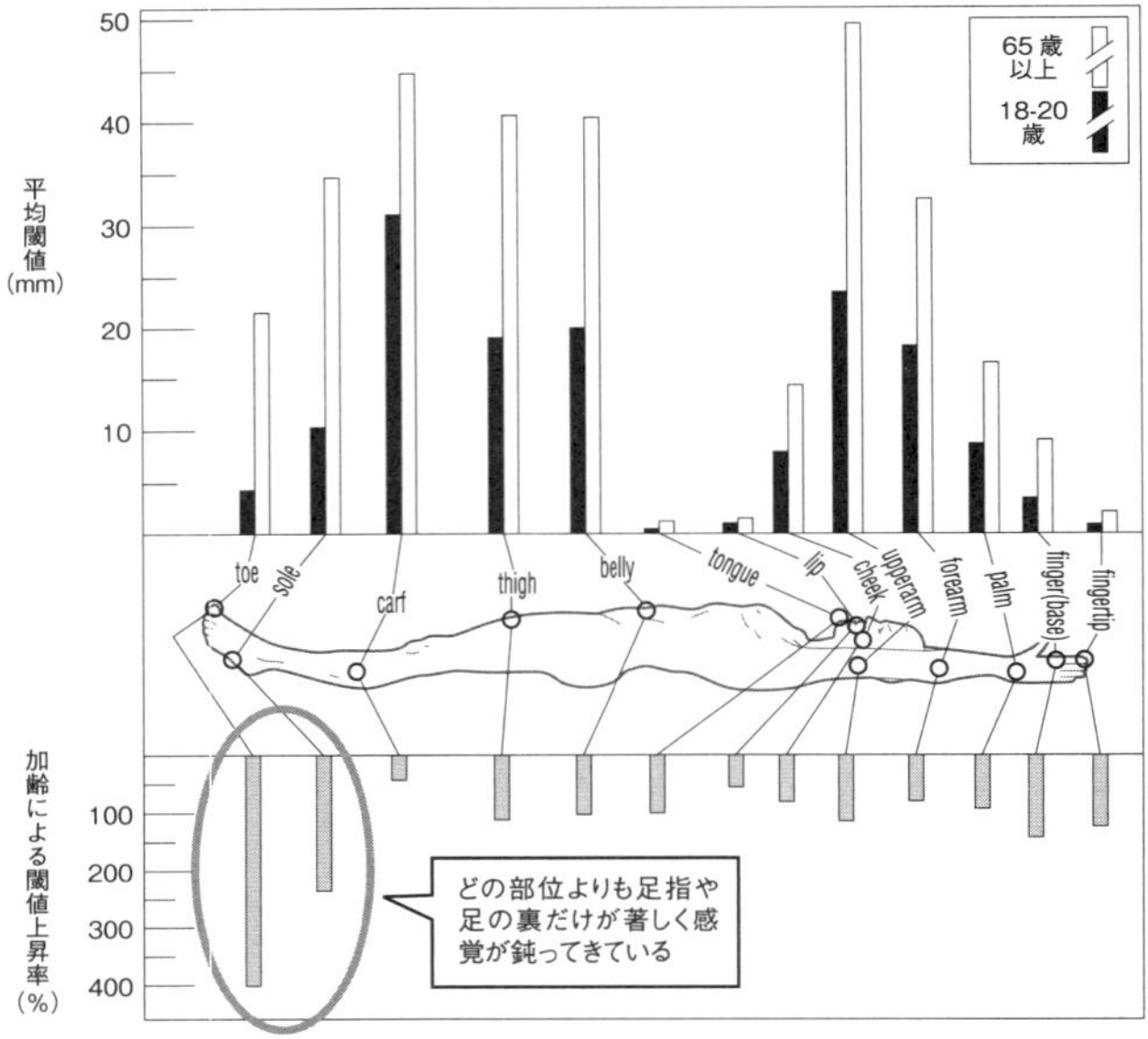

二点識別覚のデータにおいて、加齢による感覚が鈍る度合いは圧倒的に足が高い

タッチ：岩村吉晃（著）.医学書院.2001

において、５段階評価の合格点となる5もしくは、４と評価される年配の人はたくさんいるけれど、それでも、転んでしまう人がいるそうです。これについては「筋力がなくて転ぶのではなくて『感覚』の取り込みが著しく低下する、つまり、体性感覚が衰えてしまうからではないか？」という実に説得力のある解説をしていただきました。この説は**図2**のデータとのつじつまも合います。

それでも、70歳を過ぎて３時間台でフルマラソンを走るおばあちゃんがいたり、１００歳でマスターズ陸上に出場している強靭なおじいちゃんもいます。「アンチエイジング」という言葉がありますが、見た目の若々しさだけでなく、足の感覚を若く保つことも私たち人間にとってとても大切なことだと思います。歩けなければ元も子もありません。「歩ける」から、「動ける」からこそ、いろんなことが楽しめるし、生きる活力につながってくるのではないでしょうか。年をとって動くのが億劫になって、そして歩かなくなって「感じる力」が失われていく……。そうならないためにも、元気に明るくいろんなところに出かけて、いろんなことにチャレンジして、足元から、どんどん感覚をとりこんでいきましょう。

True knowledge about feet
CHAPTER 6

「足」からのアプローチとその可能性

現在、縁あって理学療法の現場のみなさんとお仕事をさせていただいています。いっしょに足部セミナーを構築し、取り組んでいただいている先生方がよくおっしゃっていることがあります。「患者さんの、あの悪魔のような言葉をなんとかしたい」、その悪魔のような言葉とは「治療したあとすぐはいいんだけど」だそうです。患者さんの状態をその場でどんなに改善しても、次に施術する時には振り出しに戻っているというケースがとても多いとのこと。そこで彼らが、白羽の矢を立てたのが「足」でした。身体の障害をどんなにいい方向に持っていっても、足の問題が症状に影響を及ぼしている人は、立った瞬間から負の連鎖が体中を駆けめぐります。また、足は体の中で唯一、毎日、何千回も地面とコンタクトし、負荷がかかる部位です。

人間はそれに耐えうる構造と仕組みを手に入れてきたはずなのですが、現代人はその能力を「使えていない」というよりも「放棄してしまっている」ようにさえ思えてなりません。

そこで彼らが取り組んだ足からのアプローチは、足だけにとらわれることなく、人間がどのようにして動き、歩いているかを見つめ直すこと。

そして、足をはじめとした体の作りや仕組みの問題とあわせて「感じる力」にも目を向けていくことでした。彼らは「感じる力」の可能性と対峙しながら治療の現場での有用性を説いてくれています。心強いばかりです。トレーニングやエクササイズでも「足」を見直してあげてください。また、指導者にも「足」についての本当の知識がしっかりと広まってほしいと思います。

この本では「これまでよかったと思っていたことが、実は体にはよくないことだった」という事例を紹介してきましたが、勇気を持ってこれらを受け入れ、検証してみてください。そしてもうひとつ、選手の体の状態を評価するにあたり、いちばんあてにしてはいけないと思っていることがあります。それは、試合の結果やパフォーマンスの出来、不出来です。本当は足や体にとって悪いことが、いつまでも有用なこととして受けつがれている理由は、そこにあります。「成績が良かったから体もうまくいっている」という幻想が、その時に負った障害と原因である悪い体の使い方とを結び付けることを阻害してしまっているのです。これからは、足と体の仕組みに立ちもどって日常生活やスポーツの動作環境を考えてみてください。

「足」の本当の知識はもちろんこれだけではありません。仕事柄、私の見識は「足」からの考察が中心になりますが、人間の体の不思議と向き合い、多くの人の健康やライフスタイルに還元できるよう、さらに見識を深めていきたいと思います。

おわりに

本文の中にも何度か登場しましたが、本来の足の動きを導き出す医療用足底板とそのコンセプトを受け継いだ機能的インソールを普及させていくことが、私の仕事です。現場は一般スポーツから医療の現場まで多岐にわたります。

その現場での経験の数々が、足や足に関わる体のことを勉強するための原動力になっていることは間違いありません。

足の知識などほとんどなかった頃に、リュウマチを患っているおばあちゃんと関わることがありました。その人の足は、今まで見たことがないほどの重度の外反母趾でした。「とにかく試して、効果がなかったら返品してください」と、恐る恐る靴にフィッティングしたのを覚えています。

靴に足を入れ、少し歩きだしたおばあちゃん。その時の彼女の喜びに満ちた笑顔が忘れられません。一瞬何が起こったのか分からなかったのですが、明らかに歩みが変化していました。「私もまだこんなに楽に歩けるんだ」という、心の底からの喜びの笑顔でした。

自分がケガした時の経験と、今度は自分以外の人に起こったはっきりとした体の変化。そして、心の変化。この日を境に、私は自然と足と体のことを夜も昼も考えるようになりました。

それから、スポーツをする人、患者さんなど、たくさんの人たちと関わる機会が増え、たくさんの笑顔を作る喜びをかみしめています。

生涯において、本を書くなど夢にも思いませんでした。しかし、今はこの機会に巡り合ったことを天命だと感じています。

監修を快く引き受けてくださった木寺英史先生との出会いがなければ、足と体と身体動作を結び付けて考えていくことができなかったと思います。この場を借りて心からお礼を申し上げます。関西大学の小田伸午先生、五体治療院の小山田先生にも引き合わせていただき、たくさんのことを学ばせていただきました。

全身の機能に関しての私の知識はまだまだ十分ではありません。事あるごとに相談に乗ってくださった、理学療法士のバイニーアプローチセンター代表の舟波真一先生、フィジカルウェーブリソナンス代表の山岸茂則先生にも心から感謝の意を表したいと思います。

そして最後になりましたが、バックグラウンドもキャリアもない私にこのようなチャンスを用意してくれた実業之日本社の五味克彦さんには感謝してもしきれない思いでいっぱいです。また、この本の出版に関わっていただいたすべての編集スタッフのみなさまにも最後まで根気よく、ていねいに対応いただき、心から感謝申し上げます。ありがとうございました。

追記～再版に際して～

この度、平成25年2月に初版発行された、「足についての本当の知識」を新書という形で出版できる運びとなりました。初版をたくさんの方々にご購入いただき、また、ご好評をいただいたことをうけ、今回このような機会に恵まれました。あらためまして、手に取っていただいた読者の皆様に心より御礼申し上げます。

新書での出版にあたり、初版の内容でわかりにくい表現や稚拙な解説になってしまっていた個所などに手を入れ、新たな命を吹き込みました。足や体の問題で悩んでいらっしゃる方、また治療やコンディショニング、スポーツ指導に携わる方々にお役立ていただければ幸いです。

また、監修の木寺先生をはじめ、初版そして今回の出版ともにかかわっていただいたすべての皆様に、あらためて心より感謝の意を表したいと思います。ありがとうございました。

平成29年2月　　著者・水口慶高

著　者

水口慶高（みずぐち　よしたか）

1963年、長崎県生まれ。アメリカ足病医学における下肢バイオメカニクスに基づく機能的足底板理論、およびキャスティング技術をカリフォルニア足病学カレッジ名誉教授 Christopher E. Smith（足病医）に師事。トップアスリートをはじめとしたフットパフォーマンス向上のための運動生成プログラム「ミズグチメソッド」を考案。理学療法士等を対象としたセミナー講師として活躍。

監　修

木寺英史（きでら　えいし）

1958年、熊本県生まれ。筑波大学体育専門学群卒。九州共立大学スポーツ学部教授。常歩身体研究所代表。剣道教士七段。小田伸午（関西大学人間健康学部）・小山田良治（五体治療院代表）とともに、常歩研究会を主宰。「二軸理論」をはじめとした身体操作を提唱し、スポーツや武道において先進的な動作研究者として活躍。

※本書は『足についての本当の知識』（2013年2月／小社刊）を再編集したうえ、新書化したものです。

じっぴコンパクト新書　318

JIPPI Compact

要《よう》は「足《あし》首《くび》から下《した》」

～足《あし》についての本《ほん》当《とう》の知《ち》識《しき》～

2017年　3月27日　初版第1刷発行
2021年　9月10日　初版第2刷発行

著　者……………………水口慶高
発行者…………………岩野裕一
発行所…………………実業之日本社
〒107-0062
東京都港区南青山5-4-30
CoSTUME NATIONAL Aoyama Complex 2F
電話（編集）03-6809-0452
　　（販売）03-6809-0495
実業之日本社のホームページ　https://www.j-n.co.jp/

印刷・製本……………大日本印刷株式会社

ISBN978-4-408-02617-6（書籍管理）